与葡萄膜炎的对话：
来自专业医生的实践

主编　杨培增

世界图书出版公司

图书在版编目（CIP）数据

与葡萄膜炎的对话：来自专业医生的实践 / 杨培增
主编 . -- 北京：世界图书出版公司，2021.6
　　ISBN 978-7-5192-8641-5

　　Ⅰ．①与… Ⅱ．①杨… Ⅲ．①葡萄膜炎—诊疗 Ⅳ.
① R773.9

　　中国版本图书馆 CIP 数据核字（2021）第 099409 号

书　　名	与葡萄膜炎的对话：来自专业医生的实践
（汉语拼音）	YU PUTAOMOYAN DE DUIHUA: LAIZI ZHUANYE YISHENG DE SHIJIAN
主　　编	杨培增
总 策 划	吴 迪
责任编辑	韩 捷　崔志军
装帧设计	龙 岩
出版发行	世界图书出版公司长春有限公司
地　　址	吉林省长春市春城大街 789 号
邮　　编	130062
电　　话	0431-86805559（发行）　0431-86805562（编辑）
网　　址	http://www.wpcdb.com.cn
邮　　箱	DBSJ@163.com
经　　销	各地新华书店
印　　刷	三河市嵩川印刷有限公司
开　　本	787 mm×1092 mm　1/16
印　　张	6
字　　数	87 千字
印　　数	1–2 000
版　　次	2021 年 6 月第 1 版　2021 年 6 月第 1 次印刷
国际书号	ISBN 978-7-5192-8641-5
定　　价	58.00 元

编 委 会

主　编　杨培增
副主编　迟　玮　庄文娟　周庆芸
编　委（以姓氏笔画排序）

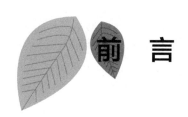

前　言

　　葡萄膜由眼部虹膜、睫状体和脉络膜组成。葡萄膜炎是指发生于葡萄膜、视网膜及视网膜血管的炎症性疾病。葡萄膜炎的病因和类型多达100余种，我国常见的类型有数十种之多。据报道，在西方国家盲人中，由葡萄膜炎所致者占10%～15%，综合我国的一些报道，目前葡萄膜炎在致盲眼病中占第4～7位。更为重要的是，由于炎症对视网膜、视神经等的破坏，其所导致的盲目中有相当一部分为不可治盲，且所致盲目多发生于中青年，严重危害人们的视力和生活质量，给患者、家庭及社会带来沉重的负担。

　　葡萄膜炎的发病机制尚未完全阐明，包括感染、自身免疫、氧化损伤、免疫遗传等多种机制。不同类型葡萄膜炎的治疗所用药物不同，治疗时间也不同，对治疗的反应及视力预后也有很大差异，一些患者需要糖皮质激素治疗，一些慢性复发性或顽固性葡萄膜炎除了局部及全身使用激素外，还需加用其他免疫抑制药（如环孢素）、细胞毒性药物（如环磷酰胺）、抗代谢药物（如硫唑嘌呤、氨甲喋呤）等，但这些药物毒副反应较大，在治疗过程中需要密切观察。

　　一直以来，我国眼科工作者对葡萄膜炎的发病机制研究和临床诊断治疗予以高度重视，对葡萄膜炎的发病机制、诊断和防治进行了一系列基础和临床研究。近年来，我国葡萄膜炎的临床诊断和治疗水平已有明显提高，但研究团队较为分散，研究水平和诊治水平尚不平衡，在多个方面仍存在一些问题：

　　1. 不同地域诊疗水平有很大差异，我国专门从事诊断治疗葡萄膜炎的医生还相当少，多集中在一些大城市和三甲医院。而大多数患者又集中于广大的农村地区，不少患者在发病后一段时间内找不到葡萄膜炎专科医师，从而耽误最佳治疗时机。

2.葡萄膜炎诊断的笼统性，葡萄膜炎是一类疾病的总称，包括100多个类型，不同类型之间的临床表现和治疗方案相差甚远，需要在诊断时能够做出明确的病因诊断或特定类型的诊断，以便更针对性的指导临床治疗。

3.葡萄膜炎治疗缺乏个体化，同为葡萄膜炎患者，其年龄、体质不同，可以导致迥异的发展规律和预后。患者年龄、体质、炎性反应的严重程度及进展规律和特点，都应在个体化、合理化的诊治过程中得到充分的考虑。

我国人口众多、种族众多，有大量葡萄膜炎患者。鉴于目前中国葡萄膜炎疾病知晓率、诊断率、治疗率都还非常低的现状，积极开展健康科普教育、向公众普及葡萄膜炎相关眼病知识、正确指导广大葡萄膜炎患者及时和规范就医刻不容缓。为此，由中华医学会眼科学分会副主任委员牵头，组织国内葡萄膜炎疾病诊治方面的专家编写本书——《与葡萄膜炎的对话：来自专业医生的实践》，旨在一方面向公众全面介绍葡萄膜炎疾病的科普知识、加深对葡萄膜炎的认识，让老百姓能真正看得懂，明白什么是葡萄膜炎；另一方面引导公众正确对待葡萄膜炎疾病、及时规范接受葡萄膜炎的诊治，能清清楚楚地问诊就医，能在第一时间找到相关的眼科医生进行救治，少走或不走弯路，从而改善我国广大葡萄膜炎患者的视力预后。希望本书的出版能为广大葡萄膜炎患者就医提供帮助。

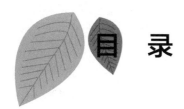

目 录

第4章 **明确疾病聊治疗**

眼局部治疗

全身治疗

第 5 章 **不容忽视并发症**

第 6 章 **监测指标异常应就医**

第 7 章 **疾病预后及康复**

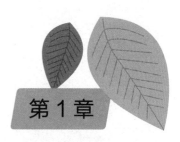

第 1 章

对照症状早就医

1. 什么是葡萄膜炎？有哪些种类？常见类型有哪些？

我们的眼球分为 3 层，最外层是我们看到的角膜和巩膜，中间一层就是葡萄膜，最内层是类似照相机底片的视网膜。狭义的葡萄膜炎就是指葡萄膜组织的炎症，广义的葡萄膜炎包括葡萄摸、视网膜、视网膜血管及玻璃体炎症。

葡萄膜炎由于病因及机制复杂，因而临床分类繁多。

（1）根据炎症的发生部位可分为前葡萄膜炎、中间葡萄膜炎、后葡萄膜炎和全葡萄膜炎，这是目前临床医生最常用的分类方法之一；

（2）根据病程可分为急性葡萄膜炎和慢性葡萄膜炎，一般认为前者病程在 3 个月以内，后者病程在 3 个月以上；

（3）根据病因可分为感染性葡萄膜炎和非感染性葡萄膜炎两大类，是否感染将直接关系到患者的治疗方案；

（4）根据病理性质分类可分为肉芽肿性葡萄膜炎和非肉芽肿性葡萄膜炎。在临床上往往两种或两种以上的分类方法联合使用。

我国常见的类型有：

（1）Behcet 病：是葡萄膜炎中处理最为棘手的类型之一，也是我国葡萄膜炎中常见的类型之一。

（2）Vogt- 小柳原田综合征。

（3）急性前葡萄膜炎。

葡萄膜炎在致盲眼病中占第 4~7 位，多发生于青壮年和少年儿童，不少为不可治盲，因此其在致盲眼病中占有重要地位。

2. 葡萄膜炎有什么症状？

由于不同类型葡萄膜炎所引起的眼部表现和并发症有所不同，所以患者能自我察觉到的症状也不尽相同。总体来说，若出现以下症状，请患者务必及时就诊：

3

- 眼睛发红。
- 眼痛。
- 畏光流泪。
- 视物模糊、视力下降、视物变形。
- 视野暗点。
- 眼前黑影飘动、闪光感等。

3. 葡萄膜炎仅仅是一种眼部疾病吗？

葡萄膜炎绝不只是一种眼部疾病。葡萄膜炎易于合并许多全身性疾病，或者说葡萄膜炎是某些全身性疾病的表现之一。如 Behcet 病除眼部表现外，还会出现反复发作的口腔溃疡、皮肤结节性红斑等；Vogt- 小柳原田综合征除眼部表现外，还可出现神经系统和听觉系统障碍、脱发、毛发变白、白癜风等眼外表现。葡萄膜炎可伴有许多全身性疾病，如强直性脊柱炎、Reiter 综合征、炎症性肠病、银屑病、结节病、Wegener 肉芽肿、多发硬化、结核、梅毒、Lyme 病等。鉴于此，葡萄膜炎不同于其他眼部疾病，医生不仅需要检查您的眼睛，也需要借助各种实验室检查来掌握您的全身健康情况。

4. 葡萄膜炎会反复发作吗？

相当一部分葡萄膜炎类型是反复发作的，例如 Vogt- 小柳原田综合征、Behcet 病、交感性眼炎、中间葡萄膜炎、葡行性脉络膜炎等。因此，合理使用药物规范治疗，多数葡萄膜炎能够得到控制。

5. 如何评判葡萄膜炎有无复发？

　　多种葡萄膜炎类型易于反复发作，当出现眼红、眼痛、畏光流泪、视物模糊、视力下降、眼前黑影飘动等症状时需及时就医进行眼部检查，以确定和评价有无葡萄膜炎复发和复发的严重程度。眼部检查包括裂隙灯检查、眼底检查和辅助检查以明确是否有眼部炎症复发。总之，既往患有葡萄膜炎患者一旦自觉眼部不适，请及时就诊。

6. 眼红就是葡萄膜炎吗？

　　不一定。葡萄膜炎发作时一般眼睛都会"发红"，但是除葡萄膜炎外，很多眼部疾病都可以引起眼红。许多常见眼病，如急性结膜炎、角膜炎、巩膜炎、急性闭角型青光眼等均可以引起眼红。发生眼红时要及时就诊，明确是何种眼病导致眼红，及时治疗。

7. 葡萄膜炎与虹膜睫状体炎是一回事吗？

　　不完全一样。葡萄膜炎包括虹膜睫状体炎，虹膜睫状体炎是葡萄膜炎的一种常见类型。葡萄膜由虹膜、睫状体和脉络膜组成。葡萄膜炎根据炎症发生的部位可以分为前葡萄膜炎、中间葡萄膜炎、后葡萄膜炎和全葡萄膜炎。前葡萄膜炎指发生在虹膜和睫状体的炎症，虹膜睫状体炎是前葡萄膜炎的一种类型，可表现为眼红、眼痛、怕光、流泪、视力模糊，大多数的患者经过及时治疗可获得较好的视力。

8. 葡萄膜炎的患病率如何？

任何年龄、性别或地域的人群均可患葡萄膜炎。葡萄膜炎在人群的患病率在 0.15%～0.3%，在青壮年中发病较多，全国患者估计有 300 万～500 万人。葡萄膜炎发病机制非常复杂，仅病因和类型就多达 100 多种。

9. 葡萄膜炎会失明吗？致盲率高不高？

葡萄膜炎是可以导致失明的一类眼病，需要转诊到有经验的眼科医生处诊断和治疗。葡萄膜炎是眼科难治之病，仅病因和类型就多达 100 多种，由于发病机制复杂，临床表现多样，容易反复发作，容易出现白内障、青光眼、视网膜脱离等多种并发症，可严重影响视力，甚至失明，给患者带来巨大痛苦。据报道在西方国家致盲眼病中，由葡萄膜炎所致者占盲人患者总数的 10%～15%；据我国一些资料显示，葡萄膜炎在致盲眼病中占第 4～7 位。由于此类疾病所致盲目中有相当一部分为不可治盲，且所致盲目多发生于中青年，因此它在致盲眼病中占有重要地位。

10. 儿童也会患葡萄膜炎吗？

儿童也会得葡萄膜炎。儿童葡萄膜炎指发生于 16 岁以下儿童和青少年所患的葡萄膜炎，发生率低于成年人，女孩多于男孩。由于儿童表述能力不完善，而且有些类型不会引起眼红、眼痛、怕光、流泪等症状，所以发病早期不易被发现。儿童葡萄膜炎根据病因可分为感染性的和非感染性两类，有些儿童葡萄膜炎类型与全身性疾病相关，所以需要到儿科和免疫科会诊，排查相关的全身性疾病。儿童葡萄膜炎的视力预后较成人差，早发现、及时合理的治疗尤为重要。

11. 什么是前葡萄膜炎？
为什么强直性脊柱炎患者会出现眼睛问题？

　　前葡萄膜炎是指发生在眼前部组织虹膜和睫状体的炎症，是葡萄膜炎最常见的类型，占葡萄膜炎总数的 30%～50%。前葡萄膜炎根据病因可分为感染性的和非感染性两类，大多数的患者经过及时治疗可获得较好的视力。

　　强直性脊柱炎是脊柱炎症性疾病，与 HLA-B27 抗原有密切的关系，一些肠道的感染可能引起自身免疫性反应，从而导致脊柱炎和葡萄膜炎发生。强直性脊柱炎伴发的葡萄膜炎多为急性的前葡萄膜炎，表现为突发的眼红、眼痛、怕光、流泪、视物模糊，通常双眼受累，男性患者多于女性。大多数的患者经过及时治疗可获得较好的视力。

12. 什么是 Behcet 病？

　　Behcet 病是一种以反复发作性葡萄膜炎、复发性口腔溃疡、生殖器溃疡、皮肤损害的多个器官发病的自身免疫性炎症。好发于 20～40 岁年轻人，多发于中国、日本、中东和地中海沿岸的国家，也被称作"丝绸之路病"。该病发病原因不明确，可能与感染、遗传、环境以及免疫功能异常等因素有关。Behcet 病是葡萄膜炎中最为难治的类型之一，激素治疗虽然暂时有效，但通常不能阻断疾病的进展，往往需要联合免疫抑制药或生物制剂治疗。治疗的成功取决于医生对疾病的正确把握和医患之间的密切配合。如果不及时正确的治疗，发病后数个月即可引起失明，因此早期诊断、早期正确的治疗非常重要。

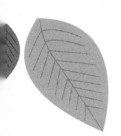

13. 什么是 Vogt- 小柳原田综合征？

Vogt- 小柳原田综合征是以双眼肉芽肿性葡萄膜炎为特征，并常伴有脑膜刺激征、听觉功能障碍、皮肤和毛发异常的一种自身免疫性疾病，此病曾被称作葡萄膜大脑炎、葡萄膜 - 脑膜炎综合征。多发生于中国人、日本人、希腊人、美洲印第安人，白人少见，男女均可患病。眼部表现为双侧弥漫性脉络膜炎、渗出性视网膜脱离、肉芽肿性葡萄膜炎、晚霞样眼底改变、脉络膜视网膜萎缩灶，一些患者可有全身性改变包括头痛、颈项强直、耳鸣、听力下降、脱发和白癜风，少数患者可有银屑病样皮肤改变。杨培增教授将此病分为4期：前驱期、后葡萄膜炎期、前葡萄膜受累期和前葡萄膜炎反复发作期。总的规律是炎症部位从后段蔓延到前段，性质从非肉芽肿性到肉芽肿性，但并不是所有患者都经历这4期，及时正确诊断和治疗可避免疾病进入第3、第4期。该病可有多种并发症，包括并发性白内障、继发性青光眼和视网膜下新生血管。根据患者分期采取个体化治疗原则，初发期主要采用糖皮质激素治疗，复发患者可联合其他免疫抑制药。早期正确治疗可使大多数患者恢复很好的视力，视网膜下新生血管和增生性改变是引起永久视力下降的重要原因，正确及时处理继发性青光眼对患者视力预后有重要意义。

14. 什么是交感性眼炎？

交感性眼炎是发生于单侧眼球穿通伤或内眼术后的一种非感染性双侧肉芽肿性全葡萄膜炎。受伤眼叫作诱发眼，另一眼被叫作交感眼。随着全民医疗保障的实现及显微手术技术的进步，该病的发生率逐渐降低。眼球穿通伤和内眼手术均可诱发交感性眼炎，其中眼外伤包括眼内有异物存留、伤口有眼内容物嵌顿、受伤后 48 小时内未能及时缝合、伤口大于 5mm 且发生了感染；手术包括多次的视网膜脱离复位手术、多次的抗青光眼手术、手术时患者年龄较小者、手术后术眼内有严重的炎症者，这些都是导致该病发生的因素。患者往往受伤眼先发病，另一眼也就是交感眼后发病，但双眼都会出现畏光、流泪、视物模糊等眼部炎症的表现。通过典型的病史和双眼肉芽肿性全葡萄膜炎或复发性肉芽肿性前葡萄膜炎可做出诊断。其他辅助检查包括眼底荧光血管造影、吲哚菁绿血管造影、眼部 B 超、超声活体显微镜、相干光断层成像检查等可以帮助鉴别诊断。及时正确的诊断和规范的糖皮质激素及必要时联合其他免疫抑制药的治疗可使大多数交感眼恢复较好的视力。

15. 什么是 Fuchs 综合征?

Fuchs 综合征是一种单眼发病的慢性非肉芽肿性葡萄膜炎，常出现弥漫性虹膜脱色素、弥漫分布或瞳孔区分布的中等大小或星形角膜后沉着物等改变。多发生于 20 ~ 50 岁成年人，且通常为单眼发病，无种族和性别差异，但不同人种的临床表现可有不同，最常见的症状是视物模糊或视力下降。有关此病的诊断标准目前尚无一致的看法，但根据虹膜脱色素、特征性角膜后沉着物、无急性虹膜睫状体炎的体征可进行诊断，尤其是对于治疗无反应的慢性前葡萄膜炎或伴有眼压升高的单眼慢性前葡萄膜炎患者应考虑此病的可能。该病一般不需要治疗，但要定期随访观察以确定有无眼压升高和并发性白内障的发生。手术可使多数并发白内障的患者恢复较好的视力，且绝大多数患者药物治疗也可使眼压得到很好控制，只有少数顽固性高眼压可导致患者视力丧失。

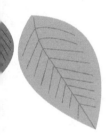

16. 什么是青睫综合征？

青睫综合征是一种以眼压反复升高为特征的伴有轻度虹膜睫状体炎的疾病，通常被称为青光眼 - 睫状体炎综合征（青睫综合征）。该综合征多发生于 20 ~ 50 岁的成年人，无种族差异，并且绝大多数患者均为单眼发病。有关此病的病因和发病机制目前尚不完全清楚，但多认为劳累或精神压力大更易诱发此病。患者可表现为眼部不适伴视物模糊，但通常情况下不会出现急性闭角型青光眼那样的眼痛、头痛、恶心和呕吐等全身表现，眼压升高具有一定的自限性。目前虽无满意的诊断标准，但根据患者单眼眼压升高并伴有特征性的角膜后沉着物、不发生虹膜后粘连及糖皮质激素可迅速控制眼压等特点做出诊断。发作时予以糖皮质激素局部点眼治疗，同时予以降眼压药物治疗，一般不需要使用睫状肌麻痹剂和扩瞳药。及时正确的诊断和规范的治疗通常可使患者视力预后良好。

17. 什么是巩膜炎？

巩膜炎是一种主要累及巩膜实质层的炎症性疾病，分为感染性和非感染性两大类，非感染性巩膜炎占绝大多数。按病变累及的部位分为前巩膜炎、后巩膜炎和全巩膜炎。

前巩膜炎又分为弥漫性、结节性和坏死性。弥漫性巩膜炎是前巩膜炎中最常见的类型，多见于女性，患者可有巩膜炎的眼红、眼痛等表现及相应的巩膜炎体征，超声活体显微镜检查可有多种改变。结节性前巩膜炎是以典型的巩膜结节为特征，多见于 40 ~ 50 岁的成年人，单侧多见，有些患者会发展为坏死性巩膜炎。大多数弥漫性和结节性前巩膜炎经过病因治疗、使用糖皮质激素、非甾体抗炎药或联合其他免疫抑制药的治疗，视力预后良好。坏死性巩膜炎是最为严重和具有致盲性的类型，通常发病年龄较大，平均年龄 60 岁，多双侧受累，剧烈眼痛并放射至半侧头部，夜间更重，对于巩膜即将穿孔或发生穿孔时需采取手术治疗，早期、正确治疗可阻止疾病发展。

眼球赤道部以后巩膜发生的炎症称为后巩膜炎，是最易误诊和漏诊的疾病之一。多发生于 40 岁左右的女性，患者可出现多种眼底病变，其预后取决于病变的部位、炎症的严重程度、治疗是否及时等。

全巩膜炎是前、后巩膜同时受累或同等程度受累，临床上较少见，视力预后通常较差。

18. 巩膜炎与葡萄膜炎有关吗？

巩膜炎和葡萄膜炎多为自身免疫性疾病，均可伴有多种全身性疾病。患者可以单独表现为巩膜炎而不伴有葡萄膜炎的症状和体征，或是单独表现为葡萄膜炎而不伴有巩膜炎的症状和体征，但也可以是巩膜炎严重时累及葡萄膜甚至视网膜而造成巩膜葡萄膜炎的炎症性疾病。巩膜葡萄膜炎又分为巩膜前葡萄膜炎、巩膜后葡萄膜炎两种，具有严重性、破坏性、致盲性等特点。前部弥漫性、结节性及坏死性巩膜炎和后巩膜炎均可引起巩膜葡萄膜炎的发生。对于伴有前房不同程度反应的巩膜炎均应考虑巩膜葡萄膜炎的诊断。通过病因治疗、局部及全身糖皮质激素以及非甾体抗炎药物治疗或联合其他免疫抑制药的使用，大多数患者视力预后较好。

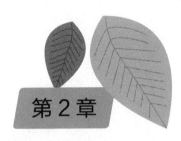

第 2 章

发病原因看过来

1. 葡萄膜炎是由什么原因引起的?

葡萄膜炎的病因比较复杂,一般可分为感染因素和非感染因素。感染因素主要指各种微生物的感染,包括细菌、病毒、真菌、寄生虫、结核及梅毒等。这些感染因素一方面通过直接破坏眼睛组织来引起葡萄膜炎;另一方面,通过刺激身体的免疫细胞,引起免疫反应,进而引起葡萄膜炎。非感染因素主要是指自身免疫反应,通俗一点讲,就是身体里的免疫细胞,把我们自身的正常组织(葡萄膜、视网膜)当成攻击目标进行攻击,进而引起葡萄膜炎的改变。这一部分葡萄膜炎患者有时会有全身其他系统的疾病,比如强直性脊柱炎、口腔溃疡、皮肤毛发变白、牛皮癣、炎症性肠道疾病等。在临床上还有一些疾病可伪装成葡萄膜炎,我们称之为伪装综合征,它与一些全身性疾病如淋巴瘤、白血病等,或眼睛局部的病变如视网膜色素变性、视网膜脱离、视网膜静脉阻塞等疾病有关。这些疾病有时可以表现出类似于葡萄膜炎的改变。这些伪装综合征,在临床上往往需要通过一些检查来明确诊断。

2. 葡萄膜炎会遗传吗?

葡萄膜炎会遗传吗?这是很多葡萄膜炎患者关心的问题。在临床上可以观察到,一般的葡萄膜炎都不会遗传,但有少数特殊类型的葡萄膜炎可以表现出家族聚集性。比如强直性脊柱炎伴发的葡萄膜炎,在临床上可出现家族里几代人中都有葡萄膜炎发病,这主要与原发性疾病——强直性脊柱炎有关,因为强直性脊柱炎本身是一种遗传性疾病。但并不是所有的强直性脊柱炎患者一定会伴发葡萄膜炎。另外如白塞病,临床上发现少数白塞病患者也可出现家庭聚集性,我们在临床上曾遇到有一家4口,母亲和3个儿子均患有白塞病,但这种情况在临床上比较少见。

3. 葡萄膜炎会传染吗？

受一些炎症如结膜炎等的影响，患者朋友往往谈"炎"色变，认为带"炎"字的都会传染，但葡萄膜炎一般是不会传染的。我们知道葡萄膜炎的病因有感染因素和非感染因素。其中感染因素包括细菌、真菌、结核、梅毒等，这些感染因素如结核和梅毒可通过呼吸道或体液接触等途径传染给周围的人，但这些感染因素引起的葡萄膜炎不传染。非感染因素引起的葡萄膜炎，发病原因是体内的一种免疫紊乱，不会通过任何途径传染给周围的人。所以，您不用担心"因为在人群中多看了一眼"就把您的葡萄膜炎传染给别人。

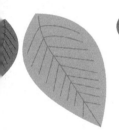

4. 葡萄膜炎的危险因素有哪些？

葡萄膜炎的危险因素包括全身疾病、气候、生活习惯等。比如在葡萄膜炎患者中，伴有心血管疾病或吸烟者，葡萄膜炎伴发黄斑水肿的危险性会增加。感冒是诱发葡萄膜炎复发的一个危险因素，饮酒、精神紧张也是葡萄膜炎发生或复发的诱因。葡萄膜炎的发病和复发与季节和气候也有一定的关系，据报道，在美国急性前葡萄膜炎在 12 月多见，而在芬兰，急性前葡萄膜炎在 6~9 月多见。另外有人发现以色列的葡萄膜炎患者，移居到死海后，葡萄膜炎明显减轻，用药量减少，复发率降低。分析这些以色列葡萄膜炎患者炎症的好转可能与死海的气候、环境等有关。我们在临床上也发现，部分葡萄膜炎患者在春秋等季节交替时更易复发。但具体葡萄膜炎与气候和季节的关系，以及发生的机制目前尚不完全清楚。另外，生活习惯也与葡萄膜炎的发病及复发相关。部分 Vogt- 小柳原田综合征患者发病前有大量喝酒史，视网膜血管炎等葡萄膜炎患者在喝酒后容易引起炎症复发。另外，熬夜或着急上火也是葡萄膜炎发病和复发的危险因素。

5. 什么样的人容易得葡萄膜炎？

　　葡萄膜炎是一大类疾病，包括 100 多种类型。其中有一些类型的葡萄膜炎可由别的疾病所引起，比如疱疹病毒性葡萄膜炎、结核性葡萄膜炎、牛皮癣性关节炎伴发的葡萄膜炎、真菌性葡萄膜炎、强直性脊柱炎伴发的葡萄膜炎等，因此患有皮肤疱疹的人或患有结核、真菌感染、强直性脊柱炎等这些疾病的人，较容易得相应的葡萄膜炎。另外临床上发现，着急上火或生气是很多非感染性葡萄膜炎的诱发因素，因此容易着急上火或生气的人，更容易得葡萄膜炎。还有一些特殊类型的脉络膜炎，在近视的女性患者中多见，具体发病原因不详。

6. 肿瘤会引起葡萄膜炎吗？

　　肿瘤可以引起类似于葡萄膜炎的表现。在临床上有一些疾病，可以引起眼部出现类似于葡萄膜炎的改变，其中包括肿瘤。常见的可以引起葡萄膜炎改变的肿瘤有视网膜母细胞瘤、淋巴瘤、葡萄膜恶性黑色素瘤、转移癌等。其中视网膜母细胞瘤所引起的多见于少年儿童，而眼内淋巴瘤多发生于老年患者。葡萄膜恶性黑色素瘤多发于白种人，国人相对较少，但也有报道。脉络膜恶性黑色素瘤多发生于 50 岁以上的人群。转移癌如果转移到虹膜、睫状体，可引起类似于虹膜炎、巩膜炎的改变。多数转移癌来自于肺部、乳腺或消化道。

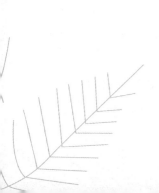

7. 葡萄膜炎的发病有男女差异吗?

葡萄膜炎有 100 多种类型，大部分的类型，发病无明显性别差异。但在一些特殊类型的葡萄膜炎，男女发病有一定的差异，如强直性脊柱炎伴发的葡萄膜炎，因强直性脊柱炎多见于男性，在临床上，强直性脊柱炎伴发的葡萄膜炎也多见于男性。另外，白塞病也是一类男性多见的葡萄膜炎类型。据报道，眼部白塞病男女发病比例约为 2.7：1，且男性患者的预后稍差于女性患者。其他多见于男性葡萄膜炎类型还有 Eales 病、Reiter 综合征和青睫综合征等。临床上也有一些葡萄膜炎类型多见于女性，比如幼年型慢性关节炎伴发的葡萄膜炎多见于女性儿童；另外，慢性特发性前葡萄膜炎、系统性红斑狼疮伴发的葡萄膜炎、点状内层脉络膜炎、多灶性脉络膜炎和全葡萄膜炎、视网膜下纤维化和葡萄膜炎综合征等类型也多见于女性。造成葡萄膜炎发病性别差异的原因，目前不是完全清楚，可能与男女体内激素水平有关。

8. 针对葡萄膜炎的病因筛查，是否一定要做?

葡萄膜炎的病因筛查十分重要，这就像打仗前一定先要探查敌情一样，对治疗有非常重要的指导价值。那么，靠谱的"敌情探查"该怎么做呢?

首先，需要对"病因筛查"有一个正确的认识。葡萄膜炎的病因有两大类，即感染性和非感染性，这两类葡萄膜炎中又有很多具体的类型。葡萄膜炎的病因筛查是没有"标准化的组套"的，也不应该进行"全包围式"的筛查，一套完整的葡萄膜炎病因筛查流程包括 4 个部分：病史采集、眼科一般检查、眼科辅助检查和实验室检测。

医生对患者病史的采集和对眼部一般情况做详细的检查（包括视力、眼压、裂隙灯和眼底镜检查），往往可以为葡萄膜炎的

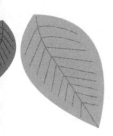

病因探查到"蛛丝马迹"、甚至可以做出正确诊断，这两个步骤是病因筛查的重要基础。举个例子，比如患者在眼病前不久有过其他部位的手术史且术后出现过发热，眼部检查又发现玻璃体内有团块状的混浊，这就提示医生需要首先排查"感染性葡萄膜炎"的可能。

眼科的辅助检查和实验室检测是葡萄膜炎诊断的重要部分，两部分相辅相成。到底哪些检查比较好？为什么大家的检查不尽相同，有的人做了很少的检查，有的人则需要做很多的检查？这些问题都没有绝对的答案，需要医生根据患者的病史、体征和前期的检查结果进行有针对性的选择。

值得注意的是，病因筛查是诊疗的第一步，往往不是一蹴而就的，病因的排查会在进一步的诊治过程中逐渐完善，需要在医患的共同努力下逐渐接近和揭开葡萄膜炎病因的真相。另外，在临床上如果能根据临床表现确定出葡萄膜炎的类型，一般不需要进行旨在寻找病因或确定类型的实验室检查，比如Vogt- 小柳原田综合征、Behcet 病、Fuchs 综合征、带状疱疹病毒性前葡萄膜炎等。

9. 眼内液查病毒抗体能确定葡萄膜炎的病因吗？

临床上常见的病毒性葡萄膜炎包括：单纯疱疹性病毒所致的葡萄膜炎、水痘 - 带状疱疹病毒所致的葡萄膜炎、巨细胞病毒性视网膜炎、人类免疫缺陷病毒所致的葡萄膜炎。以视网膜坏死为特征的急性视网膜坏死综合征往往由疱疹病毒感染引起。另外，EB 病毒、麻疹病毒、流感病毒、风疹病毒等病毒有时也会引起视网膜或者脉络膜的病变。那么，这些病毒性葡萄膜炎的病因如何确定呢？

病毒性葡萄膜炎的诊断主要是根据全身和眼部的具体表现。如病毒性前葡萄膜炎往往有眼压升高、带色素的羊脂状角膜后沉着物、虹膜局灶性或多灶性萎缩等，根据这些表现即可做出正确诊断；巨细胞病性血管炎、人类免疫缺陷病毒感染所致的艾滋病伴发的葡萄膜炎往往有典型的眼部表现，结合全身免疫状况及人类免疫缺陷病毒血清学检查基本可以明确诊断。

10. 葡萄膜炎的患者会发生白内障吗？

"医生，某某葡萄膜炎患者说他刚做过白内障手术，那么我是否也会得白内障？也得做手术呢？"这个是临床上经常会被问到的问题。

白内障是葡萄膜炎的常见并发症，但是，不同类型的葡萄膜炎引起白内障的概率不同。例如 Fuchs 综合征易于引起并发性白内障，随着病程的延长，几乎所有患者均可出现并发症。然而，不是所有类型的葡萄膜炎都会发生白内障，例如一些病情较轻、病程较短的急性前葡萄膜炎、后葡萄膜炎患者，可能在整个病程中并不会出现白内障。

葡萄膜炎并发白内障出现的时间和严重程度，不仅与病情、病程长短有关，也与治疗是否及时、科学、规范等因素有关。

出现白内障不必"恐慌"，程度比较轻的白内障可以先观察，有些白内障不一定需要手术治疗；值得注意的是，需做白内障手术的患者一定要在葡萄膜炎控制后再考虑手术，否则手术后炎症则易复发、慢性化和难以控制。此外，进行此类手术应找有经验的医生。

11. 葡萄膜炎的患者会发生青光眼吗？

部分葡萄膜炎患者会出现眼压升高、视神经功能受损而形成继发性青光眼。一般而言，引起眼压升高的主要机制是房水生成量增加（进水太多）、房水排出受阻或者是排出系统异常（排水困难）。葡萄膜炎出现青光眼大多数是因为炎症刺激导致房水生成量增加，少数患者也可能是由于炎症细胞及渗出物碎片堵塞小梁网、眼内结构改变（房角粘连或虹膜完全后粘连）等造成房水流出不畅而出现眼内眼压升高。部分患者也可能是

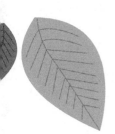

与葡萄膜炎的对话：来自专业医生的实践

由于糖皮质激素引起的。一旦出现眼压升高，需要引起医生和患者的重视，医生应该认真分析引起青光眼的原因，并给予恰当的治疗，患者应该积极配合医生做好眼压监测和治疗，尽可能地将眼压调整至正常范围，以达到保护视神经的目的。

12. 葡萄膜炎的患者会发生视网膜脱离吗？

一些葡萄膜炎患者在疾病过程中会发生视网膜脱离。视网膜脱离一般分为3种类型：渗出性、孔源性和牵拉性。以脉络膜炎、脉络膜视网膜炎为主要表现的葡萄膜炎，如 Vogt- 小柳原田综合征、交感性眼炎等，在炎症的急性期，通常引起渗出性视网膜脱离；视网膜炎、视网膜坏死则往往引起孔源性视网膜脱离；视网膜炎、视网膜血管炎、视网膜血管周围炎引起的增生性玻璃体视网膜病变，易引起牵拉性或孔源性视网膜脱离。一般而言，渗出性视网膜脱离往往见于葡萄膜炎的早期和急性期，而孔源性视网膜脱离和牵拉性视网膜脱离多见于葡萄膜炎晚期、恢复期或复发期。

葡萄膜炎患者出现视网膜脱离后需要高度重视，但也不必过于惊慌，选择何种治疗方式需要根据视网膜脱离的类型、原发病的病因、视网膜脱离的严重程度等多种因素确定。例如，对于渗出性视网膜脱离，一般通过药物治疗往往就能使视网膜完全复位；而对于急性视网膜坏死综合征引起的孔源性视网膜脱离，在抗病毒、抗感染治疗的同时，往往需要激光治疗封闭裂孔，有时还必须通过玻璃体视网膜手术复位脱离的视网膜。

13. 葡萄膜炎为何能导致失明？

葡萄膜炎可以直接引起视网膜、黄斑、视神经的损伤，也可以因为长期反复发作的炎症而继发出现带状角膜变性、晶状体混浊（并发性白内障）、继发性青光眼、视网膜脱离、增生性玻璃体视网膜病变、视神经萎缩甚至是眼球萎缩等并发症引起视力下降，甚至失明。这些直接或间接的病理改变，大部分是可以通过有效的治疗得到控制、改善甚至是逆转，但是一些难以控制的葡萄膜炎可以造成视功能严重的减退或完全丧失。难治性葡萄膜炎包括一些感染性葡萄膜炎（如高毒力病原体感染引起的眼内炎、人类免疫缺陷病毒引起的葡萄膜炎）和少数自身免疫性葡萄膜炎中对药物治疗无反应或不敏感的病例，少数的 Behcet 病和幼年特发性关节炎伴发的葡萄膜炎，以及极少数的交感性眼炎、Vogt- 小柳原田综合征、后巩膜葡萄膜炎、肉芽肿性血管炎伴发的巩膜葡萄膜炎和特发性后葡萄膜炎等均可引起严重的视功能降低。

14. 葡萄膜炎是否会合并黄斑病变？

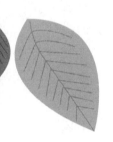

葡萄膜炎可以引起多种类型的黄斑病变，例如囊样黄斑水肿、黄斑渗出、黄斑皱褶、黄斑炎性病灶、黄斑增生性改变、黄斑区脱色素和色素紊乱、黄斑孔以及黄斑瘢痕。不是所有的葡萄膜炎都会出现黄斑病变，出现何种类型的黄斑病变往往和葡萄膜炎的类型、炎症的严重程度等因素有关。由于黄斑病变是多种类型葡萄膜炎引起视力下降、视功能受损的重要原因之一，特殊形态的黄斑病变对葡萄膜炎的诊断有着重要意义，因此需要重视葡萄膜炎合并的黄斑病变。

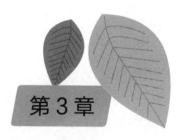

第 3 章

心知肚明去就医

1. 首次就医需要准备什么？

首次就医包括两种情况，一种是第一次发病，这种情况下患者对自己的病情没有任何了解，也不知道自己得了什么病，但是，因为葡萄膜炎和很多全身病有关，特别是免疫性疾病，就诊时请尽量带全以前看病时的资料，包括一些体检化验单、影像学检查等，便于医生追问病史时提供资料。另外一种情况是已经在普通门诊诊断了葡萄膜炎，需要来葡萄膜炎专科就诊，这时的患者可能已经在普通门诊做了一些相关检查，比如血分析、肝肾功能、免疫学检查、荧光素眼底血管造影术（FFA）、光学相干断层扫描（OCT）等，这些检查对于医生的鉴别诊断具有非常重要的意义，必须携带，可以节省患者的就诊时间，避免重复检查。同时，患者需要携带全身检查的化验单。

2. 首次就医需要看哪个科？

很多葡萄膜炎患者首次就医不知道去看哪个科，是因为现在大医院的眼科亚专业分得比较细，医生的专业也越来越细分，而患者并没有那么多专业的知识，所以在选择医生和亚专科的时候存在困难。一般来说，患者可能因为眼红和眼痛选择眼表疾病专科，或者选择角膜病专科。这里需要提醒广大患者朋友，葡萄膜炎的早期症状包括眼红、眼痛、视力模糊、流泪、畏光等，出现这些症状的时候要考虑葡萄膜炎的可能性，就诊时要选择葡萄膜炎专科。如果患者不能很好选择，可以先去眼科普通门诊就诊，做初步检查发现葡萄膜炎后再转到葡萄膜炎专科就诊。另外，葡萄膜炎可能继发青光眼，要注意鉴别诊断。葡萄膜炎患者在没有葡萄膜炎亚专科的医院可以去眼底病科就诊。

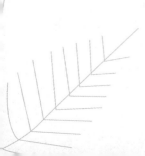

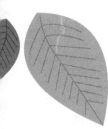
3. 首次就诊需要多长时间？

葡萄膜炎的诊断需要详细的病史、治疗经过和全身疾病的
资料，所以第一次就诊时需要较长时间。这个时间取决于患者
和医生沟通的情况、患者对自己病情的了解情况、患者的理解
能力、患者自备的疾病检查结果、资料是否齐全等，如果没有
检查结果，需要在首次就诊时完成全部专科检查的话，所需要
的时间会长一些。一般来说，患者自备了所有的检查结果并且
都可用的情况下，首次就诊主要是询问病史的时间和裂隙灯眼
底检查，10～15 分钟就可以完成；如果需要做荧光素眼底血管
造影术、光学相干断层扫描等检查，在大医院眼科中心需要排
队预约，需要的时间要看整体医院眼科的就诊量，可能需要等
待 1～3 天，甚至更长的时间。一些全身检查比如抽血、CT、磁
共振等检查可能需要预约，所以时间会更长一些。

4. 医患面对面——预先了解医生的问诊内容

葡萄膜炎是一类与全身疾病有着密切联系的疾病，既往病
史在诊断和鉴别诊断中有着非常重要的作用。但是，并不是所
有的病史都和葡萄膜炎有关，所以就诊前患者应了解哪些疾病
可能与葡萄膜炎有关，和医生叙述病史时提供哪些有参考价值
的病史资料，准备充分方能节省时间，提高效率。那么，医生
会问哪些问题呢？一般来说，医生需要了解眼部病变的特点，
比如是否交替发作的双眼急性虹睫炎、有无一眼手术史或眼球
穿通伤史、发病时是单侧还是双侧、有无充血、是否双眼突发
的显著视力下降、双眼发作间隔的时间、发病前是否伴有感冒
样前驱症状等，还有非常重要的是以往治疗和用药经过、药物
的治疗效果、不良反应等。另外，葡萄膜炎患者的全身疾病情
况也是医生关注的，比如葡萄膜炎复发或频繁发作是否伴视网
膜血管炎，患者有无反复发作的无菌性前房积脓、口腔溃疡、

结节性红斑、多灶性血管炎、皮疹、白癜风、脱发、毛发变白、多毛、头痛、耳鸣、重听、猫狗饲养史、生殖器溃疡等，这些问题患者就诊前应该有所了解，为医生诊断提供有价值的病史资料。

5. 检查前一天和当天的饮食有没有限制？

葡萄膜炎的眼科专科检查，如荧光素眼底血管造影术、光学相干断层扫描、眼部 B 超、眼压等检查对饮食并没有特殊要求，但是，考虑到个别患者对造影剂有过敏现象，建议患者在行荧光素眼底血管造影术检查前少量进食，饮食宜清淡，避免呕吐引起不适感加重。由于葡萄膜炎患者还需要一些肝肾功能、血分析等全身指标的检查，所以建议需要抽血化验的患者在就诊前一天晚 10 点后禁食禁水，避免对生化指标造成影响，并且保持清淡饮食，以免引起血脂、血糖等的变化。就诊当天早上宜空腹，抽血后在适量进食。另外，很多葡萄膜炎患者采取了中西医结合治疗，一些中药服用期间要求忌食辛辣、刺激、生冷、油腻的食物，在服药期间尽量避免。

6. 眼科检查需要做哪些？

对于首诊为葡萄膜炎的患者，常规要检测视力，尤其是要与发病前的视力进行对比，以确定炎症对视力造成的影响；同时要进行眼部裂隙灯、散瞳眼底检查，观察炎症累及的部位、严重程度、并发症的情况，注意观察患者的眼表充血情况，表层巩膜是否有增厚或变薄、局部结节形成，角膜的炎症或变性，角膜后沉着物（KP）的大小、数量、形状、颜色、分布，前房闪辉和炎症细胞、纤维素渗出和积脓，虹膜结节、脱色素和萎缩、虹膜前后粘连、新生血管形成，房角改变，后房和睫状体的改变，晶状体混浊情况，眼底变化等。眼科的辅助检查一般需要进行眼压和眼部 B 超检查，如果眼底可见，可根据患者的

27

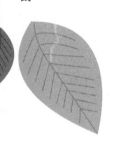

病情进行荧光血管造影、吲哚菁绿血管造影、光学相干断层扫描、视野、电生理等检查；对于累及眼前节或睫状体平坦部的病变，如表层巩膜炎、眼弓蛔虫病等，可以进行超声生物显微镜（UBM）的检查。

7. 各种眼部检查有何禁忌证？

对于感染性葡萄膜炎的患者，如眼内炎等，眼压检查不能采用接触式的 Goldman 眼压计，眼部超声检查也应慎重；对于造影剂过敏的患者，荧光血管造影和吲哚菁绿血管造影应慎重，严重的过敏反应会引起皮疹、哮喘、过敏性休克等风险；体内有金属性物质，如固定义齿、心脏起搏器、金属异物等，不能进行眼眶磁共振的检查；屈光间质明显混浊，或不能固视的患者，则无法进行视野、血管造影和光学相干断层扫描等的检查；前房周边过浅，容易诱发急性闭角型青光眼的患者，散瞳查眼底前需要进行 Nd：YAG 激光虹膜周边打孔，以避免医源性急性闭角型青光眼的发生；幼儿或不能配合的患者，很多眼部检查都不能进行，这样会对诊断造成很大的困难。

8. 全身检查需要做吗？

葡萄膜炎易于合并全身疾病，或者说葡萄膜炎是某些全身疾病的眼部表现。有时葡萄膜炎的发生还可以对全身疾病的诊断提供重要的线索，而全身疾病也同样对葡萄膜炎的分类和诊断有着重要的指导意义。

例如，我们在临床中比较常见的一种葡萄膜炎，是反复发作的以前葡萄膜炎为主的病变，就会叮嘱患者进行 HLA-B27 的检查，并到风湿免疫科进行强直性脊柱炎的排查；对于眼部葡萄膜炎伴有反复发作的口腔溃疡、多形性皮肤损害、生殖器溃疡的患者，则高度提示 Behcet 病的诊断；对于额面部带状疱疹的患者要仔细检查周边眼底，以早期排查急性视网膜坏死这种严重的致盲性眼病。

实验室检查也会给葡萄膜炎的明确诊断提供直接的证据。例如感染性葡萄膜炎应做梅毒、HIV、弓形体、弓蛔虫、结核等检查；非感染性葡萄膜炎，如结节病、Wegener 肉芽肿、系统性红斑狼疮等伴发的葡萄膜炎，有的可以通过典型的眼部表现，指引医生进行相关的检查；有的葡萄膜炎病变不典型，没有特异性表现，就需要通过实验室检查来明确诊断。因此，对于葡萄膜炎的患者，在详细进行眼部检查的基础上，需要根据病变的特点进行相应的全身检查。

9. 为什么有些葡萄膜炎患者需要进行骶髂关节 MRI 检查？

葡萄膜炎易于合并全身疾病，或者说葡萄膜炎是某些全身疾病的眼部表现。有时葡萄膜炎的发生还可以对全身疾病的诊断提供重要的线索，而全身疾病也同样对葡萄膜炎的分类和诊断有着重要的指导意义。例如，我们在临床中比较常见的一种葡萄膜炎，是反复发作的以前葡萄膜炎为主的病变，就会嘱患者进行 HLA-B27 的检查，并到风湿免疫科进行强直性脊柱炎的排查；MRI 对发现骶髂关节炎有重要价值，因此应进行此方面的检查。

10. 为什么有些葡萄膜炎患者需要进行 HLA-B27 检查？

对于强直性脊柱炎伴发的葡萄膜炎，血清的 HLA-B27 检查是一个重要的诊断指标。虽然 HLA-B27 阳性者并不能直接诊断为强直性脊柱炎，但是，其发生强直性脊柱炎的可能性要远远高于 HLA-B27 阴性者。此外，Reiter 综合征伴发的葡萄膜炎患者，其 HLA-B27 阳性率也远远高于其他类型的疾病。眼部表现为乳头状或滤泡性结膜炎，常有黏液脓性分泌物，多是双眼受累，有自限性。葡萄膜炎多表现为急性非肉芽肿性前葡萄膜炎，最初发病时多为单侧，但复发时往往累及另一眼，患者常常有明显的眼红、眼痛、畏光，裂隙灯显微镜下可见尘状角膜后沉着物、前房闪辉、炎症细胞，少数患者出现明显的纤维素渗出，甚至前房积脓，偶有患者伴有眼底反应。

11. 为什么每隔两周都需要复查肝肾功能、血常规和血糖？可以不查吗？

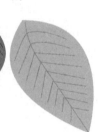

相当一部分葡萄膜炎患者需要长期服用糖皮质激素和（或）免疫抑制药。糖皮质激素和免疫抑制药在发挥治疗作用的同时，不可避免地存在一定的不良反应，而且长期用药，其不良反应不容忽视。比如水、盐、糖、蛋白质及脂肪代谢紊乱；诱发或加重机体感染；阻碍组织修复，延缓组织愈合；抑制儿童生长发育；肝毒性、肾毒性、骨髓抑制等。因此，服用糖皮质激素和（或）免疫抑制药的葡萄膜炎患者一定需要遵医嘱定期复查肝肾功能、血常规和血糖，及早监测、发现药物造成的不良影响，避免发生严重、不可逆性的后果。一般建议复查间隔为两周。小于两周，不良反应还没有表现出来，复查太频繁增加患者的经济负担；超过两周或更长时间，可能会造成不可逆性机体损害。这些都属于常规检查，社区医院就可以完成，患者就近就医，发现异常后及时联系、反馈给眼科医师。

12. 葡萄膜炎的复诊频率如何？

复诊的频率与疾病的类型、严重程度和患者对药物的敏感性密切相关。比如严重的前葡萄膜炎早期可能2~3天复诊，以便医师观察药物使用后眼内炎症是否得到控制，瞳孔是否后粘连，是否需要调整用药，并监测并发症或者药物带来的不良反应。病情稳定后，复诊的频率会逐步减少。复诊的频率还因人而异，比如前葡萄膜炎患者使用糖皮质激素眼药水，年轻患者眼压升高的概率远大于年老患者，因此，年轻患者的复诊频率要高于年老患者，以更好的监测眼压，发现眼压升高要及时给予降眼压治疗。Vogt-小柳原田综合征的患者在急性期控制好炎症后，视力恢复正常，维持期复诊间隔可以在 1~2 个月 1 次，但是要告知患者复诊仍必不可少，尤其不可擅自减药、停药，对于本病，必须规范、全程、足量使用药物，如用药不规范，病情复发，再次治疗难度和时间都会大大增加。

13. 葡萄膜炎如何早期诊断？

葡萄膜炎早期诊断建立在患者及时就诊、医师详细询问病史、检查和完善相关实验室检查的基础上。不明原因突发眼红、眼痛、视力下降等眼部症状，需及时到眼科就诊，有类风湿性关节炎、强直性脊柱炎、红斑狼疮等自身免疫性疾病的患者需告知接诊医师自己的全身病史及用药情况，眼科医师需要全面检查眼部情况，包括眼前节和眼底，同时完善必要的眼科检查，比如眼部 B 超、超声生物显微镜、荧光素眼底血管造影术等，如有必要还要做全身检查及合适的实验室检查，比如血清学、胸片等，结合临床症状、体征和相关的特殊检查结果做出正确诊断。

14. 有没有诊断葡萄膜炎的特异性生化指标？

感染性葡萄膜炎的实验室指标一般具有特异性，比如梅毒性葡萄膜炎、弓形体、结核等引起的葡萄膜炎，明确检测到梅毒螺旋体、弓形体等相应的病原体，结合患者眼部症状、体征可以明确诊断，根据病原体数量的增减或者特异性抗体滴度的变化可以监测疾病的转归。非感染性葡萄膜炎某些特异性实验室指标对诊疗有一定的帮助，比如 HLA-B27 阳性患者并发葡萄膜炎以前葡萄膜炎为主，但是也不能忽略眼底的检查，也可能合并黄斑水肿等并发症。类风湿因子、抗核抗体阳性患者提示患者可能有类风湿关节炎、干燥综合征等全身自身免疫性疾病，可能并发葡萄膜炎。但是，无论哪一种特异性实验室指标都不能孤立地看待，需要结合临床症状、体征和实验室检查进行综合分析后才能得出正确诊断。

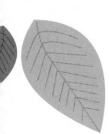

15. 容易和葡萄膜炎混淆的疾病有哪些？

前葡萄膜炎往往有眼红、眼痛、畏光等不适感，表现为"红眼"，容易和其他的红眼病相混淆，比如急性结膜炎、角膜炎。急性结膜炎的红眼往往远离角膜，就是我们可以看见的"黑眼珠"，细菌性结膜炎多伴有脓性分泌物增多，早晨起床眼睑甚至被"眼屎"完全粘住。病毒性结膜炎以水性分泌物多为主，泪眼汪汪。前葡萄膜炎的红眼，越靠近角膜越重，离角膜越远越轻，没有分泌物增多的现象。急性角膜炎的红眼和前葡萄膜炎很像，越靠近角膜越重，也可以没有分泌物，但是其畏光、眼痛症状比前葡萄膜炎严重得多，而且角膜表面可以看到灰白色的角膜浸润灶。老年人发生急性前葡萄膜炎还需和急性青光眼发作相鉴别，都表现为眼红、眼痛。前葡萄膜炎患者角膜一般透明，手电筒照瞳孔发现瞳孔缩小了。青光眼急性大发作由于眼压增高，导致角膜雾状水肿，丧失了正常角膜的透明度，瞳孔扩大，对光反应迟钝可以和前葡萄膜炎相鉴别。后葡萄膜炎多表现为眼前黑影飘动、视力下降，没有眼红、眼痛等症状，需要和玻璃体混浊、后巩膜炎、眼内淋巴瘤等疾病鉴别。生理性的玻璃体混浊一般不影响视力，短期内黑影不会显著增加，如果短期内黑影明显增加，视力下降一定尽早去医院就诊。后巩膜炎可以伴有眼球深部痛，尤以夜间为重，需要通过眼部 B 超、荧光素眼底血管造影术等检查才能区别。眼内淋巴瘤隐蔽性很强，临床症状体征可以和葡萄膜炎完全没有区别，甚至激素治疗也有一定的效果，需要通过眼内细胞学检测、炎症因子检测、基因重排等方式予以鉴别。

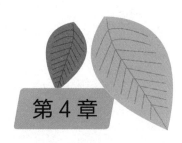

第 4 章

明确疾病聊治疗

眼局部治疗

1. 葡萄膜炎眼局部药物有哪些类型?

葡萄膜炎眼局部药物主要有糖皮质激素（包括点眼制剂／球周注射制剂／玻璃体腔内注射或缓释制剂）、非甾体抗炎药滴眼剂、睫状肌麻痹剂。

2. 眼局部用药治疗周期有多久？什么时间可以停药？

应根据眼内炎症程度确定眼局部用药治疗周期。如果无前房炎症，可停用糖皮质激素滴眼。此外，治疗过程中还应根据前房炎症变化及时调整滴眼剂的种类和点眼频率。以糖皮质激素滴眼剂为例，对于严重前房炎症，可考虑1%醋酸泼尼松滴眼液频繁点眼，15分钟至1小时1次；中度炎症可考虑每天点眼3~4次；炎症轻微时应降低点眼频率或者采用温和的糖皮质激素滴眼剂。

3. 睫状肌麻痹剂是什么？有什么作用？

睫状肌麻痹剂主要是通过与毒蕈碱受体竞争性结合，发挥抑制乙酰胆碱的作用，因此也被称为抗胆碱药物，是治疗前葡萄膜炎、中间葡萄膜炎和全葡萄膜炎的常用药物。它主要有两大作用：

- 解除睫状肌痉挛；
- 扩大瞳孔和避免虹膜后粘连发生。

4. 双氯芬酸钠滴眼液是什么药物？

双氯芬酸钠滴眼液主要成分为双氯芬酸钠，是一类非甾体消炎药。它的作用机制为抑制环氧化酶活性，从而阻断花生四烯酸向前列腺素的转化。而前列腺素是引起眼内炎症的介质之一，能导致血 - 房水屏障破坏、血管扩张、血管通透性增加、白细胞趋化等，双氯芬酸钠滴眼液对其有较强的抑制作用。

5. 泼尼松龙滴眼液是什么药物？能长期使用吗？

泼尼松龙是一种糖皮质激素，主要用于眼内非感染性炎症。长期应用本品可能会导致眼内压升高、晶状体后囊膜下混浊等，因此建议使用该药期间定期检测眼内压。

6. 需要同时滴用抗生素眼药吗？

葡萄膜炎可被分为感染性和非感染性两大类，其中绝大多数为非感染性，是由自身免疫应答或其他机制所引起。葡萄膜炎大致通过 3 种主要机制引起，即自身免疫应答、病原体的侵犯及引起的多种反应和花生四烯酸代谢产物的大量产生等所引起。治疗主要是使用抑制免疫应答、抗感染和抑制花生四烯酸代谢途径及其产物的药物。

在葡萄膜炎中，由细菌感染所导致者在我国患者中仅占 5%左右，而绝大多数为非感染性的，抗生素的应用在绝大多数情况下是没有必要的。在葡萄膜炎的治疗中抗生素应用有很多误区，认为抗生素可以消炎、预防感染。然而，抗生素不同于糖皮质激素和非甾体消炎药，它对自身免疫反应、理化损伤、病毒感染所致的炎症没有任何作用。另外，抗生素在葡萄膜炎中的应用不同于创伤时的应用，在创伤过程中伤口可能造成污染，用抗生素是为了杀灭已入侵的细菌，进而避免随后发生的感染性炎症，而在非感染性葡萄膜炎中，细菌本来就不存在，也未有直接暴露于细菌的创口，没有预防感染的必要。从理论上讲，免疫抑制药可以降低机体抵抗力，但此时容易发生的多是病毒感染，细菌感染的可能性则较小，所以没有必要使用抗生素预防。

因此，只有临床明确或高度怀疑为细菌感染的葡萄膜炎才考虑使用抗生素局部和（或）全身治疗，如细菌性眼内炎等。而临床大量抗生素的滥用后果之一是药物的不良反应，之二是增加细菌耐药性的形成概率。在抗生素的使用方面，使用原则是能局部使用就不全身应用，能用窄普的就不用广谱的，能单用的就不要联合应用，只有在高度怀疑多种细菌引起的感染时，或无法判断究竟是何种细菌所致的感染时才考虑使用广谱的抗生素。

7. 需要使用降眼压药物吗？

葡萄膜炎的治疗主要是使用抑制免疫应答、抗感染和抑制花生四烯酸代谢途径及其产物的药物。但是，某些类型的葡萄膜炎会有高眼压的情况，很多慢性复发性葡萄膜炎在疾病或治疗过程中会出现高眼压和（或）继发性青光眼，这些情况通常都需要联合降眼压药物治疗。青光眼睫状体炎综合征（PSS）、Fuchs 虹膜异色虹膜睫状体炎、单纯疱疹病毒性前葡萄膜炎是常见的、合并眼压增高的前葡萄膜炎类型。继发性青光眼是葡萄膜炎患者的常见致盲性并发症，发病率为 10% 左右。眼压升高主要与炎性细胞或蛋白渗漏阻塞小梁网、小梁网炎症肿胀、虹膜周边前粘连造成前房角关闭、虹膜后粘连和瞳孔阻滞造成房水流通障碍以及长时间应用糖皮质激素等因素有关。葡萄膜炎合并高眼压和继发性青光眼的治疗原则是积极抗炎的同时联合应用降眼压药物治疗。

8. 长期使用眼药水治疗葡萄膜炎会不会产生耐药性？

耐药性又称抗药性，系指微生物、寄生虫以及肿瘤细胞对于化疗药物作用的耐受性，耐药性一旦产生，药物的化疗作用就明显下降。耐药性根据其发生原因可分为获得耐药性和天然耐药性。自然界中的病原体，如细菌的某一株也可存在天然耐药性。当长期应用抗生素时，占多数的敏感菌株不断被杀灭，耐药菌株就大量繁殖，代替敏感菌株，而使细菌对该种药物的耐药率不断升高。目前认为后一种方式是产生耐药菌的主要原因。

葡萄膜炎的治疗中常用的眼药水包括糖皮质激素类、非甾体类消炎类、抗感染类、睫状体麻痹剂类药物。其中糖皮质激素类、非甾体类消炎类、睫状体麻痹剂类药物通常不会产生耐药性的问题，但在抗感染类药物的使用过程中，如果长时间滥用的情况会有耐药性的产生。

9. 需要进行眼部手术吗？

葡萄膜炎的治疗本身是以药物局部和全身治疗为主的，但由于葡萄膜炎可引起多种并发症，如并发性白内障、继发性青光眼、增生性玻璃体视网膜病变、视网膜新生血管、裂孔源性视网膜脱离、视乳头新生血管等，其中一些需要手术治疗或激光光凝。近年来，某些感染性葡萄膜炎，如细菌、病毒、真菌等，需要眼内用药，另外激素和抗血管内皮生长因子药物的眼内应用治疗也越来越多的应用到葡萄膜炎的治疗中，这些治疗都需要通过眼内注射手术来完成。

10. 葡萄膜炎的眼部手术治疗包括哪些？

继发性青光眼的手术治疗

（1）不完全性虹膜后粘连：如粘连范围达 270° 以上，为了避免日后发生的完全性虹膜后粘连，可用激光的方法行周边虹膜切开（除）术；

（2）完全性虹膜后粘连：往往伴有显著的眼压升高，在使用降眼压药物控制眼压下降的同时即应立即进行激光虹膜切开术。激光周边虹膜切除术常用的有氩激光周边虹膜切开术、Nd：YAG 激光周边虹膜切开术、氩激光联合 Nd：YAG 激光周边虹膜切开术等。当药物和激光手术不能解决高眼压时，即需要抗青光眼手术，包括小梁切除术、经巩膜睫状体激光光凝术、内镜睫状体激光光凝术、引流阀植入术等。

并发性白内障手术　常用的术式是白内障摘除联合人工晶体植入。

玻璃体视网膜手术　关于玻璃体切除手术，目前国际上已经基本形成共识，对各种药物治疗后无法控制的葡萄膜炎可以考虑进行此种手术，以期通过清除玻璃体内有毒有害物质、清除玻璃体抗原贮库等作用来促进炎症的消退；清除玻璃体混浊、积血及增生性病变；辅助确定葡萄膜炎的病因和类型，为眼内用药提供便利和便于观察和治疗眼底病变。适用于眼内炎、严重的玻璃体混浊药物治疗无效、增生性玻璃体视网膜病变和牵拉性或孔源性视网膜脱离患者。术式为玻璃体视网膜切除术，可以联合巩膜环扎外加压术、巩膜外冷冻放液等。

葡萄膜炎并发症的手术治疗是一非常复杂的问题，总体而言应非常慎重，不同类型葡萄膜炎的炎症表现有很大差异，选择手术治疗的时机也有很大不同。并发性白内障的手术其手术风险远较老年性白内障为大，容易引起术后严重的炎症反应，其中以幼年型慢性关节炎所致者手术后的风险最高。玻璃体切割术在多数情况下是一种无奈的选择，一些患者手术后可能发

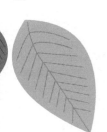

生眼球萎缩或使炎症更难以控制。由于手术本身可引起炎症反应，且葡萄膜炎对损伤有较高的反应性，所以对这些患者应给予术前及术后用药以尽可能减轻损伤性反应和预防葡萄膜炎的复发。

手术时机的选择　每种类型葡萄膜炎的炎症复发间隔、炎症进展规律及治疗方法都有很大不同，手术时机的选择也很复杂。手术宜在炎症完全控制后进行，一般为炎症控制后1个月，对于一些能够彻底治愈的葡萄膜炎类型，应在炎症完全控制后再考虑手术。另外，葡萄膜炎并发症的手术宜在两次炎症发作之间的间歇期内进行手术。

围术期用药　一般而言，在葡萄膜炎获得很好控制后进行手术，术前、术后要给予适当的糖皮质激素、免疫抑制药和非甾体消炎药。激光手术前两天即开始点用激素眼水和非甾体类抗炎眼水，每天4~6次，2%后马托品眼膏点眼，术后再使用上述药物3~5天，对于有活动性炎症者可术前给予口服激素和局部激素眼水频点治疗，术后酌情继续应用。并发性白内障、继发性青光眼和玻璃体视网膜手术，术前3~7天开始激素眼水、非甾体消炎眼水点眼，每天3~4次，对慢性复发性后、全葡萄膜炎病例可考虑术前3~7天全身应用激素口服，术后用药一般根据炎症反应的轻重而定。

玻璃体腔内注射术是通过细针头将药物经过巩膜直接注射到玻璃体腔内，用于治疗感染性眼内炎、视网膜脉络膜新生血管疾病、黄斑水肿和葡萄膜炎等的手术。注射的药物可以是激素、抗生素、抗病毒、抗真菌药物和抗血管内皮生长因子药物等。

全身治疗

1. 什么情况需要结合全身治疗？

葡萄膜炎可能是一些全身性疾病的局部反应。因为眼睛是感染和免疫性疾病容易发生的器官，因此很多全身性感染或免疫性疾病常常会伴有眼部病变。全身性疾病引起的葡萄膜炎局部治疗难以彻底控制病情往往需要全身用药。全身性感染性疾病包括细菌、病毒、真菌等病原体引起的疾病，经全身治疗可以清除病原体而起到治疗作用；免疫性疾病如强直性脊柱炎、风湿病、银屑病、系统性红斑狼疮、炎症性肠道疾病等，这些疾病也是需要全身用药来控制病情。

另外，中医中药在葡萄膜炎的全身治疗中也可以发挥一定的作用。中药在葡萄膜炎的全身治疗中主要有以下几个方面的作用：如果患者有面红耳赤、口舌生疮、大便秘结等症状时可以考虑中药治疗，以缓解和消除葡萄膜炎患者的全身不适症状；临床常用的中药雷公藤可用于葡萄膜炎抑制炎症反应从而缓解病情；应用中药可减轻或减少药物引起的失眠多梦、烦躁不安等一系列精神亢奋状态以及其他不良反应。

2. 全身治疗的药物包括哪些种类？

葡萄膜炎全身治疗的药物主要包括抗感染药物、糖皮质激素、其他免疫抑制药、非甾体消炎药、中药等多种类型。

（1）抗感染药物：由细菌、真菌及病毒等病原体引起的葡萄膜炎，针对性的全身或局部使用抗感染药物，包括抗细菌药物（庆大霉素、妥布霉素、氯霉素、头孢唑林、阿米卡星、万古霉素等）、抗真菌药物（两性霉素 B、咪康唑、酮康唑等）、抗病毒药物（阿昔洛韦、丙氧鸟苷等）等。

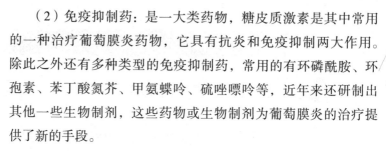

（2）免疫抑制药：是一大类药物，糖皮质激素是其中常用的一种治疗葡萄膜炎药物，它具有抗炎和免疫抑制两大作用。除此之外还有多种类型的免疫抑制药，常用的有环磷酰胺、环孢素、苯丁酸氮芥、甲氨蝶呤、硫唑嘌呤等，近年来还研制出其他一些生物制剂，这些药物或生物制剂为葡萄膜炎的治疗提供了新的手段。

（3）非甾体抗炎药：是一类具有解热镇痛、抗炎等作用的药物，对于巩膜炎、伴有关节炎的葡萄膜炎可给予口服治疗。

（4）中药：根据辨证施治原则，主要针对以下几种类型的葡萄膜炎可以给予相应的中药治疗：风热型、毒火内炽型、肝火上炎型、肝胆湿热型、阴虚火旺型、气阴两虚型、脾虚湿泛型、痰气郁结型、血气郁结型。

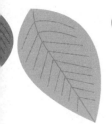

3. 激素在葡萄膜炎中有什么作用？

葡萄膜炎应用激素治疗是主要的治疗方法之一。激素在葡萄膜炎中主要通过多种途径实现治疗作用，主要体现在以下两方面。

（1）抗炎作用：葡萄膜炎往往体内存在过度激活的炎症因子或者炎症细胞，而且在炎症部位的血管通透性增强。激素可通过抑制多种炎症因子和有关酶类、抑制炎症细胞的功能、降低血管通透性等减轻和防止组织对炎症的反应，从而减轻炎症的表现。

（2）免疫抑制作用：葡萄膜炎可能存在局部免疫反应过强或者多种炎症细胞数量增加和功能的过度激活，而激素则具有免疫抑制作用，可以防止或抑制细胞介导的免疫反应、延迟性的过敏反应，抑制单核细胞和淋巴细胞的功能，降低循环血中核细胞、嗜酸性粒细胞、嗜碱性粒细胞的数目等。

同时我们还应该注意的是，激素在治疗葡萄膜炎的同时还可能引起一些不良反应：导致血糖升高而引起一些严重后果；引起向心性肥胖，主要表现为满月脸、水牛背，四肢比较消瘦；

对水、电解质的影响可能因长期应用而导致低血钾，因此往往需同时补钾；可能引起情绪改变、烦躁、失眠、胃溃疡和十二指肠溃疡等。

4. 免疫抑制药在葡萄膜炎中的作用是什么？

免疫抑制药是对机体的免疫反应具有抑制作用的药物，这类药物为顽固性葡萄膜炎的治疗提供了有效的治疗手段，挽救了大批患者的视力。临床中常用的免疫抑制药包括环磷酰胺、苯丁酸氮芥、环孢素、他克莫司（FK506）、甲氨蝶呤、硫唑嘌呤、秋水仙碱、麦考酚酸酯等，这类药物主要是通过抑制与免疫反应相关细胞的增生和功能，从而降低、减轻免疫反应，用于顽固性葡萄膜炎的治疗。但是同时我们也应该特别注意这类药物可能引起的不良反应，如骨髓移植、肝肾毒性、胃肠道反应等，个别药物（如环磷酰胺、苯丁酸氮芥等）可能还对生殖系统有一定的影响，所以应用时应特别注意严格遵从医嘱。

近年来生物制剂也在葡萄膜炎中开始应用，这类药物主要针对特定的因子、特定细胞类型或特定的细胞表面受体因子，通过抑制它们而发挥治疗作用。目前应用较多的生物制剂包括α-干扰素、针对肿瘤坏死因子的抗体或可溶性抗体。

5. 口服激素应该什么时候开始用药？

糖皮质激素是治疗葡萄膜炎的常用药物，一般而言口服用药可达到很好的治疗效果，不需要静脉给药。口服激素的时间由医生根据病情使用，以下情况常常会考虑口服激素。

（1）部分单纯的葡萄膜炎虽然不伴有全身性疾病，但是仍然应考虑使用口服激素全身治疗，例如双侧严重的中间葡萄膜炎、严重的后葡萄膜炎和全葡萄膜炎、前房有大量纤维素性渗出或积脓的前葡萄膜炎、伴有黄斑囊样水肿或视乳头肿胀的双侧严重前葡萄膜炎及特发性视网膜炎等其他葡萄膜炎。

（2）合并有全身疾病的葡萄膜炎则需要使用口服激素控制全身的炎症反应，例如幼年性慢性关节炎伴发的葡萄膜炎、炎症性肠道疾病伴发的葡萄膜炎、类肉瘤病性葡萄膜炎、Vogt-小柳原田综合征、全身性血管炎并发的葡萄膜炎、系统性红斑狼疮伴发的葡萄膜炎等。

（3）部分葡萄膜炎患者不能耐受眼周注射时可以考虑使用口服激素，同样可以达到治疗效果。例如患者对眼周注射制剂过敏、眼周注射引起严重疼痛患者难以忍受、眼周注射引起持续的眼压升高等情况适合口服激素。

（4）一些感染因素导致的葡萄膜炎，在使用足够抗感染药物或杀虫药物的同时给予激素治疗可以减轻炎症反应。

6. 一定需要激素和免疫抑制药（如环孢素）治疗吗？

激素对于多数葡萄膜炎患者是一种有效的疗法，通过局部或是全身口服激素可以使大多数葡萄炎得到有效控制。但是在一些特殊情况下，如慢性、顽固性葡萄膜炎，以及 Vogt-小柳原田综合征、Behcet 病、交感性眼炎、中间葡萄膜炎等，可能需要较大的剂量激素才能控制炎症，但患者并不能承受如此大剂量的激素；或者某些葡萄膜炎对激素治疗不敏感，效果欠佳时；或是由于患者有一些基础疾病，如糖尿病、高血压，单独使用激素可明显加重这些基础疾病时，以上情况可以联合免疫抑制药，如环孢素等进行治疗。一般情况下联合治疗可以降低药物的使用量及药物的不良反应，易被患者所接受。

7. 激素口服和输液有显著差别吗？

激素类药物的使用，不但应该选择合适的药物种类，还要注意给药途径，从而提高用药的安全性和有效性，并且减少不良反应发生。一般而言，在有效控制疾病的基础上，尽量用局部治疗而不全身给药。激素全身用药包括口服和静脉给药（也就是我们通常所说的"输液")两种。口服激素是治疗葡萄膜炎最常采用的全身治疗方法。口服的激素可被身体很好地吸收，较为迅速地发挥作用，达到很好的治疗效果，所以绝大多数葡萄膜炎通过口服激素都能得到有效控制。而静脉输激素主要适用于那些起病急、病情重，甚至危及生命时的疾病，如感染性休克、过敏性休克及不方便口服药物患者。静脉输激素治疗葡萄膜炎是一个常见误区，有些人认为激素静脉滴注起效快，对疾病控制好，反复给患者静脉输激素；抑或是认为静脉输激素比口服对胃的刺激作用小，其实通过研究证实两者并没有任何区别，相反倒是输液增加了治疗成本，增加了患者的痛苦，还有可能发生输液的不良反应。

8. 激素对身体有哪些损害？需要如何预防和减轻？

激素对于多数葡萄膜炎患者是一种有效的疗法，短期尤其是在急性活动期对于控制病情进展有效，而长期、大剂量使用激素会对身体产生一定的不良反应或是损害。常见的表现有：身体肥胖、多毛、痤疮、高血压、糖尿病、高血脂、电解质紊乱；骨质疏松，甚至发生股骨头坏死；诱发或加重胃、十二指肠溃疡；激动、失眠，个别人可诱发精神病、癫痫；有些人还会出现眼压升高，诱发青光眼；对于抵抗力较弱，有可能诱发或加重感染或使体内本身有的病灶扩散；对于儿童还有影响发育的可能等。另外，激素对性功能有一定的影响：使睾丸萎缩、卵巢损害，导致生精功能降低或消失、性欲消失、阳痿。

那么我们如何预防和减轻激素的不良反应呢？激素的应用一定要本着科学态度，切勿滥用。首先应当明确各类激素类药物的适应证，不同疾病、不同治疗时间段选择不同激素。其次要掌握适量和足量原则，不是激素量越大治疗葡萄膜炎效果越好。同时还要注意联合用药原则，激素治疗效果欠佳或引起较大不良反应时，应联合使用其他药物，如免疫抑制药、中药等；另外还应当避免不规律应用激素类药物，如有些患者常自己随意加、减或停药，这不但会使病情反复加重，同时也加重了激素并发症。

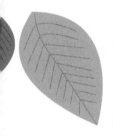

9. 儿童使用激素后会影响智力和身高等发育吗？

青春期前，儿童对激素的易感性高，短期小剂量使用糖皮质激素对儿童生长发育没有明显影响，但有些患儿患一些特殊葡萄膜炎及自身免疫性疾病，如 Behcet 病等，在长期使用激素治疗后，"长个"会受影响。这是由于糖皮质激素可以造成生长激素的分泌减少并可以导致骨质的流失，而出现生长发育的迟缓。而骨质流失和短期内生长发育迟缓取决于应用激素的类型和剂量，这些现象多在接受治疗的前 6 个月出现。另外，糖皮质激素还可以在垂体水平通过对性腺的直接作用而改变性腺功能而导致延缓生长。但糖皮质激素类的药物一般是不会影响儿童智力发育的。因此，对于儿童自身免疫性疾病的治疗，需要注意避免过分使用激素，若必须使用时要控制激素剂量及疗程。

10. 免疫抑制药对身体有哪些损害？

一些特殊葡萄膜炎患者的治疗中，免疫抑制药使用是必要的，但由于免疫抑制药本身的特殊性，在使用过程中有可能并发一些不良反应。有些不良反应较轻，如恶心、呕吐、腹泻、口唇溃疡、脱发、皮肤发炎、色斑、皮疹等，患者可继续使用或减量使用；而有些不良反应较为严重，发生白细胞、血小板下降，肝肾功能损害，出现皮肤出血、鼻出血、牙龈出血、血尿、排黑便等，甚至可以诱发肿瘤，或发生精神错乱、幻觉、异常兴奋或抑郁等神经系统反应则需立即停药就诊；还有些药物虽然不会发生严重肝肾功能等损害，但会导致畸胎、男性精子减少、不育的作用，对生育产生影响，故这些药物于育龄妇女及男性，用药期间注意避孕，如有生育要求，停药半年后方可妊娠，孕妇及哺乳期妇女则应禁用。免疫抑制药不良反应看似可怕，但临床应用疗效确切，患者须在有经验的医师指导下使用，同时积极配合医生，定期复查，并及时告知医生服药后出现的症状，这样不仅能有效控制疾病还能减少不良反应的出现。患者不要因为畏惧免疫抑制药的不良反应，而放弃治疗。

11. 生育年龄的患者使用免疫抑制药需注意什么？

免疫抑制药是治疗葡萄膜炎最常用的药物，但部分免疫抑制药如环磷酰胺、甲氨蝶呤、苯丁酸氮芥、秋水仙碱等具有影响生育的不良反应，如精子减少、无精、月经紊乱、闭经、不孕不育等。因此，对于生育年龄的患者应慎用上述药物，同时告知其对生育影响的不良反应，对确实需要使用者，应在治疗前做精子保存，以备以后人工授精，或治疗前进行精液常规检查，并在治疗过程中定期进行精液检查，以便调整药物剂量避免对生育的影响。部分免疫抑制药还具有致畸作用，因此，生育年龄的患者在用药期间应避免生育，待葡萄膜炎控制、完全停药半年后再考虑受孕。

12. 全身治疗的周期是多久，需要终身用药吗？

由于葡萄膜炎患者在治疗不充分时，可能造成视力的永久损害甚至完全失明，只有系统性、规范化的治疗，才能长期地、甚至是永久的控制葡萄膜炎。全身治疗一般应用于慢性或慢性复发性葡萄膜炎，以及部分伴有全身疾病的急性葡萄膜炎，具体的治疗周期根据患者所患葡萄膜炎类型及治疗过程中的具体情况而定。一般而言，对一些慢性葡萄膜炎，糖皮质激素在开始时用量通常相对较大，连续服用1~2周后，缓慢减量至维持剂量，根据患者所患葡萄膜炎类型及对药物反应的具体情况决定维持剂量的服用时间，最后逐渐减量至停药。其他免疫抑制药，如环孢素、环磷酰胺、甲氨蝶呤、硫唑嘌呤等，根据患者对药物的效果及耐受，可与糖皮质激素联合应用。

13. 中西医结合治疗葡萄膜炎会好得更快吗?

由于绝大部分葡萄膜炎的治疗多需全身、较长时间的使用糖皮质激素、非甾体抗炎药和（或）免疫抑制药，部分患者在治疗期间出现疗效不佳或不良反应。联合中药治疗能够减轻葡萄膜炎患者的全身症状、促使机体功能恢复平衡、增强体质和激活机体的抗病能力。同时中药的使用可大大改善或减少糖皮质激素、非甾体抗炎药和（或）免疫抑制药使用所带来的不良反应，如糖皮质激素可导致患者失眠多梦、烦躁不安等一系列精神亢奋的状态；又如，免疫抑制药可引起骨髓抑制、女性月经不调等多种不良反应。辅以中药联合治疗将会显著减轻甚至避免这些不良反应的发生。

14. 葡萄膜炎是否可以用生物制剂治疗?

生物制剂主要指在生物体内合成和提取的单克隆抗体，通过拮抗或封闭某种细胞因子、细胞因子受体或特定细胞类型，从而达到控制炎症、治疗疾病的目的。目前，已有多种生物制剂用于免疫性疾病，如类风湿性关节炎、强直性脊柱炎、银屑病性关节炎等。在葡萄膜炎治疗中，常用的生物制剂有人基因重组 α-干扰素和针对肿瘤坏死因子的抗体或可溶性受体。针对肿瘤坏死因子的抗体或可溶性受体主要有两种，一种是抗肿瘤坏死因子的抗体——修美乐，一种是可溶性肿瘤坏死因子受体。人基因重组 α-干扰素主要用于 Behcet 病，而英夫利昔单抗和依那西普主要用于 Behcet 病、血清阴性关节炎伴发的顽固性葡萄膜炎（如强直性脊柱炎、银屑病性关节炎等伴发的葡萄膜炎）以及对常规免疫抑制药治疗无反应的顽固性非感染性葡萄膜炎。

15. 全身用药期间需要注意哪些问题？

　　绝大多数葡萄膜炎是由免疫反应和（或）免疫功能紊乱所引起，因此免疫抑制药是治疗葡萄膜炎中最常用的药物。不同的免疫抑制药具有不同的作用机制，治疗效果也不尽相同，同时也具有不同的不良反应。临床上医生常常需要根据患者的不同情况制定出最适合患者的治疗方案，但是不管治疗方案如何个体化，在治疗过程中仍不可避免会出现一些药物不良反应。当患者全身使用免疫抑制药时，常见的不良反应有肝肾功能损害、骨髓抑制、股骨头坏死、血糖及血压升高、继发性恶性肿瘤、继发感染、神经及精神异常、胃肠道反应、胃肠穿孔、肥胖、体重增加、影响生育等。为了最大限度地减少和避免药物的不良反应，建议患者在用药前认真仔细阅读药物说明书，同时进行血压、血糖、血常规、肝肾功能、胸部摄片及股骨头摄片等影像学检查；在用药期间遵照医嘱进行定期随访观察和相关检查，建议患者在全身用药期间应两周左右复查血常规、肝肾功能、血糖及血压，半年左右复查股骨头摄片，对于生育年龄的男性患者，用药期间还需进行精液检查，以避免或早期发现药物毒副反应，从而调整治疗方案。此外，对一些有特殊病史和（或）全身病变的患者，在全身用药期间还应进行相应的辅助检查和实验室检查。

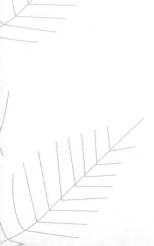

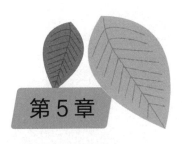

第 5 章

不容忽视并发症

1. 葡萄膜炎易出现哪些并发症?

葡萄膜炎可以引起多种眼部的并发症,不同类型葡萄膜炎引起的并发症可以大不相同,我们临床上常见并发症主要包括:

（1）角膜带状变性:发生于睑裂部位的角膜暴露区,角膜呈灰色带状混浊,表现为黑眼珠变白。这种并发症主要多见于儿童葡萄膜炎、复发性 Vogt- 小柳原田综合征和慢性前葡萄膜炎的患者。

（2）虹膜粘连:包括虹膜前粘连和虹膜后粘连。广泛的粘连会引起患者眼压升高,出现青光眼。这种并发症可见于各种慢性前葡萄膜炎、急性前葡萄膜炎、中间葡萄膜炎的患者。

（3）白内障:这种并发症多见于慢性前葡萄膜炎、复发性前葡萄膜炎、中间葡萄膜炎和全葡萄膜炎。

（4）眼压升高或继发性青光眼:多见于病毒性前葡萄膜炎、Fuchs 综合征、急性视网膜坏死以及虹膜完全后粘连或广泛前粘连的葡萄膜炎患者。

（5）视网膜新生血管:常见于中间葡萄膜炎、多种类型的慢性后葡萄膜炎和全葡萄膜炎的患者。

（6）黄斑水肿:常见于中间葡萄膜炎、视网膜炎和视网膜血管炎的患者。

（7）视网膜脱离:可见于多种类型的葡萄膜炎患者。

2. 角膜带状变性需要手术刮除吗?

角膜带状变性是儿童葡萄膜炎、复发性 Vogt- 小柳原田综合征和慢性前葡萄膜炎的患者容易出现的并发症,其中以儿童葡萄膜炎最为常见。角膜带状变性能引起透明的角膜组织变得混浊,原本的黑眼珠的部位变白。角膜带状变性可以逐渐发展为横跨性变性最终严重影响视力,可引起儿童弱视的发生,同时也影响医生对患者眼前节其他组织病变的观察,所以对于横跨性角膜带状变性的患者可以进行表层角膜切削术，刮除变性混浊的表层角膜病灶，恢复角膜的透明性，同时积极控制眼部炎症。

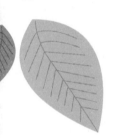

3. 白内障手术时机是什么？
术后葡萄膜炎容易复发吗？

　　多种类型葡萄膜炎的反复发作均易引起并发性白内障，一旦出现白内障是不是就该立马接受手术治疗呢？我们要知道，葡萄膜炎并发性白内障的手术非常复杂，其手术风险比老年性白内障要大得多，这种并发性白内障手术中易导致出血，术后易发生纤维素性渗出，易出现黄斑囊样水肿，白内障手术本身还容易引起炎症的复发。所以，手术时机的选择对并发性白内障手术成功与否至关重要，我们建议应在葡萄膜炎完全控制后再进行手术，并且葡萄膜炎稳定时间越长手术越安全，效果越好。通常对成人来说葡萄膜炎完全控制后 1～3 个月行白内障手术治疗较为安全，但对于儿童葡萄膜炎，这个稳定时间应更长。儿童葡萄膜炎发病多为慢性和顽固性炎症，未控制炎症情况下匆忙手术将导致炎症复发或加剧，将使患儿失去复明的机会，因此，应在炎症完全控制后较长时间进行白内障手术治疗（白内障超声乳化摘除联合人工晶体植入术）。除了选择恰当的手术时机，白内障手术前后还应注意加强眼局部和全身的用药，以最大限度地控制术后炎症的复发。通常在术前 5～7 天滴用糖皮质激素滴眼剂、非甾体消炎药滴眼剂以及睫状肌麻痹剂。术前全身药物的使用需要根据患者情况具体分析，对于炎症完全控制者不一定要全身用药。术后需要继续上述眼局部滴眼剂 2～3 周，抗生素滴眼剂 3～4 周，口服糖皮质激素 1～2 周。

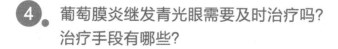

4. 葡萄膜炎继发青光眼需要及时治疗吗？
治疗手段有哪些？

葡萄膜炎可以通过房水生成量增加、房水成分改变及房水排出受阻等因素引起眼压升高导致继发性青光眼的发生，而异常升高的眼压会引起视神经萎缩、视野缺损，最终导致患者失明。这种视神经和视野的损害是不能逆的，也就是说，一旦发生了损害，无法通过治疗使其恢复，失去的视力无法挽回。因此，一旦出现眼压升高或青光眼，应及早处理。目前葡萄膜炎继发青光眼的治疗方法主要包括药物、激光和手术 3 大类，需要根据眼压升高的原因和程度来决定选择哪种降眼压的方法。在眼压升高的起始阶段通常需要使用降眼压的药物，例如眼局部使用噻吗洛尔滴眼液、布林佐胺滴眼液，口服降眼压药或者静脉滴注甘露醇等快速降眼压药；若出现广泛虹膜粘连引起的青光眼，需尽快考虑激光或手术虹膜切开术；若出现广泛的房角粘连引起的高眼压，可考虑行小梁切除术等滤过性手术治疗。

5. 葡萄膜炎引起的视网膜脱离一定要手术吗？

视网膜脱离是指视网膜神经上皮层与色素上皮层分离，使原本紧紧相贴、相互传递光信号的两层之间产生大量的液体，造成视网膜感光通路中断，脱离的视网膜感受不到光刺激，而看不见东西。如果只是部分的视网膜脱离，则此部分视网膜区域对应的视野出现缺损，表现为呈云雾状阴影或黑影；如果视网膜脱离累及黄斑区（黄斑为视觉的中枢），则视力会明显下降。如果全部视网膜脱离，则这只眼会完全看不见。不是每类视网膜脱离都必须手术治疗的，视网膜脱离根据不同的病因及分类有不同的治疗方法。所以，我们需要先明确脱落的原因。

（1）孔源性视网膜脱离：因为外伤、异物、视网膜萎缩等各种原因使视网膜出现全层裂孔，玻璃体腔等液体可以经裂孔进入视网膜下形成脱离。此种类型要尽早做手术，封闭视网膜裂孔，使脱离视网膜尽早复位。一部分病情相对较轻者可选择巩膜扣带术，部分病情比较复杂的需要行玻璃体切割术（图5-1）。

（2）渗出性视网膜脱离：由于炎症等各种病变引起视网膜或脉络膜的血管内成分改变、血管壁损伤，大量血管内的液体渗出，聚集于视网膜神经上皮层下，使得神经上皮层与色素上皮层分离。此种类型视网膜脱离，需要寻找原发病，针对原发病进行治疗。因炎症性疾病如后葡萄膜炎、交感性眼炎、Vogt-小柳原田综合征等引起的渗出性视网膜脱离应抗感染治疗，因恶性高血压引起的应首先控制血压（图5-2）。

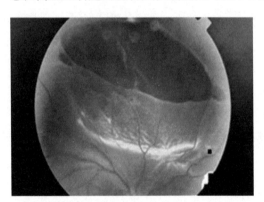

图 5-1　孔源性视网膜脱离

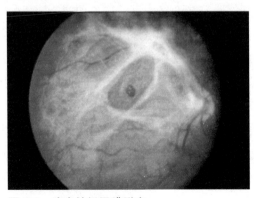

图 5-2　渗出性视网膜脱离

（3）牵拉性视网膜脱离：此类型视网膜脱离必须行玻璃体切割联合视网膜复位术。因此类视网膜脱离多是因眼睛的外伤、炎症、内眼手术等引起玻璃体混浊，在视网膜上产生大量的纤维机化条带，向前牵拉视网膜，造成视网膜脱离。只有剥离、切除牵拉的机化膜，视网膜才能复位（图 5-3）。

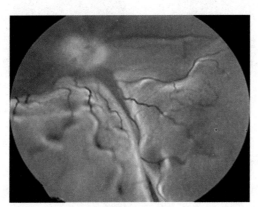

图 5-3　牵拉性视网膜脱离

6. 玻璃体混浊不手术能治好吗？

玻璃体混浊不是一定要手术治疗的，一般要根据玻璃体混浊的轻重来选择治疗的方法。眼睛的玻璃体是由 98%～99% 水和胶原蛋白、透明质酸等组成的，正常情况下是透明的凝胶体。随着年龄增长玻璃体会发生液化、胶原纤维凝聚，而且玻璃体与后方的视网膜之间产生间隙、发生玻璃体后脱离，使得炎性、血性等渗出物进入玻璃体腔内，在玻璃体腔内飘来飘去，便出现眼前黑影飘动，当渗出的物体较多时会挡住光线进入眼内，出现视力下降，即为玻璃体混浊（图 5-4）。目前玻璃体混浊治疗主要是解决出现的视觉障碍及视觉满意度。

当玻璃体混浊只是偶尔有眼前黑影飘动、轻度飞蚊症（图 5-5)，不影响生活，可以观察，不给予治疗。当玻璃体混浊引起飞蚊症一直存在，而且影响视力及日常工作和生活，则需给予治疗。治疗包括：

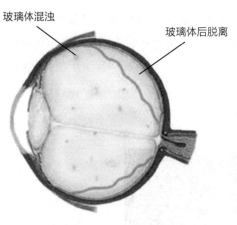

玻璃体混浊

玻璃体后脱离

图 5-4 玻璃体混浊和玻璃体后脱离

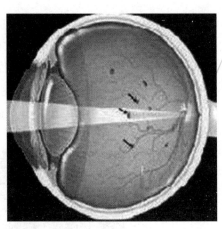

图 5-5 飞蚊症

（1）药物治疗：当玻璃体混浊不严重、视力只有轻度下降时，可以选择口服药物治疗。

（2）YAG 激光治疗：当仅有轻度玻璃体混浊，且混浊在玻璃体的前部，而且药物治疗 3 个月以上而无明显好转时，可选择激光治疗。激光治疗是通过激光粉碎漂浮玻璃体腔内的混浊物，使患者眼前黑影消失，视物更加清晰（图 5-6）。

（3）玻璃体切割术：当玻璃体混浊很严重，视力下降明显，或伴有玻璃体积血 3 个月不能被吸收或合并视网膜脱离等，则需要手术治疗。玻璃体切割术是治疗玻璃体混浊明确、有效的措施（图 5-7）。

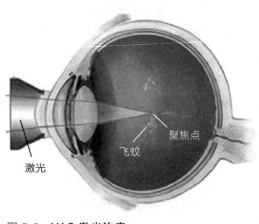

聚焦点

飞蚊

激光

图 5-6 YAG 激光治疗

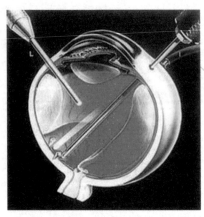

图 5-7 玻璃体切割术

7. 出现黄斑水肿该怎么办？

黄斑水肿对视力的损伤极其严重，且常由其他眼部疾病引发，而非一种独立的眼病（图 5-8）。表现为视力下降及看东西变形。黄斑水肿常见于视网膜静脉阻塞（图 5-9）、糖尿病视网膜病变、慢性葡萄膜炎及视网膜劈裂等眼部疾病。黄斑水肿发病机制是由于视网膜血管受损，累及毛细血管，血管壁发生渗漏。渗漏液聚集于视网膜内，黄斑区的纤维将积液分隔成数个小的液化腔。当发现黄斑水肿时，首先要找出病因，因为病因不同治疗方法各异。黄斑水肿的治疗包括：

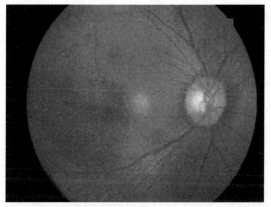

图 5-8　黄斑囊样水肿

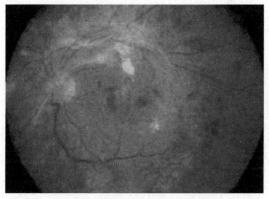

图 5-9　视网膜中央静脉阻塞合并黄斑水肿

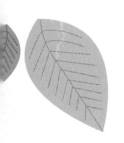

（1）治疗原发疾病：例如消除炎症、控制血糖、进行眼内手术等。因炎症所致者可以给予抗感染治疗，局部用非甾体消炎药及糖皮质激素进行消炎治疗；如因白内障手术术后的玻璃体牵引而发生，在病情稳定后有自行恢复的可能，也有部分需要手术治疗，行玻璃体切割术分离、切除玻璃体后牵引的皮质；糖尿病和视网膜中央静脉阻塞引起的黄斑水肿可根据视网膜情况行激光治疗，同时口服促进积液吸收的药物。

（2）给予抗血管内皮生长因子（VEGF）药物治疗：血管内皮生长因子又称血管渗透性因子，在血管受到损伤时会大量增多。增多的血管内皮生长因子会使得血管壁渗漏、出血及视网膜出现大量的新生血管、纤维增生等。使用抗血管内皮生长因子药物，可以明显减少抗血管内皮生长因子的增生，减少血管的损伤，明显的减轻黄斑水肿，提高视力（图 5-10）。

（3）激光治疗：如果是因视网膜静脉阻塞、糖尿病视网膜病变引起的黄斑水肿，而且给予药物治疗效果不明显时，可以用 YAG 激光行小剂量格栅样或局灶性光凝治疗，激光可以封闭渗出的血管，避免其继续渗出（图 5-11）。

（4）手术治疗：手术后（如白内障术后）出现的黄斑水肿多在术后 6 个月内自行吸收恢复，可以观察不给予治疗；如合并视网膜出血及出现纤维增生、机化则行玻璃体切除手术，剥除机化膜，避免发生视网膜脱离而进一步损伤视力（图 5-12)。

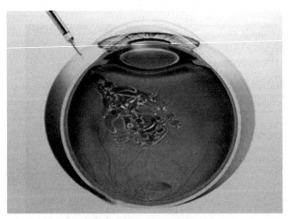

图 5-10　眼内注射抗血管内皮生长因子（VEGF）药物

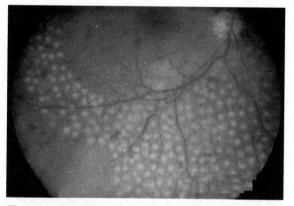

图 5-11　激光治疗

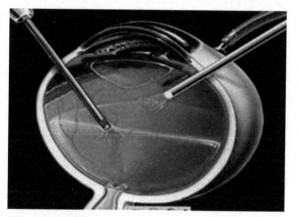

图 5-12　手术治疗

8. 出现视网膜新生血管怎么治疗?

　　视网膜出现的新生血管根据病情的轻重及不同的病因有不同的治疗方法。

　　视网膜新生血管是由视网膜毛细血管闭塞、慢性缺血、缺氧导致血管内皮生长因子的生成和释放，促进新生血管的形成。视网膜新生血管可以由许多疾病引起，其中以老年性黄斑变性最为多见。此外，高度近视、外伤性脉络膜裂伤等比较多见。Best 病、慢性葡萄膜炎、Vogt- 小柳原田综合征、慢性脉络膜炎病灶、弓形虫病、脉络膜痣、脉络膜肿瘤等数十种眼底病均可

61

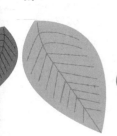

以引起视网膜或脉络膜新生血管膜增生。视网膜新生血管的治疗方法包括：

（1）病因治疗：首先分析视网膜新生血管形成的病因、找出原发病，进行病因治疗。如炎症所致需进行抗感染治疗，如果是糖尿病引起的并发症需控制血糖。

（2）非病因治疗，方法包括：

①药物治疗：抗血管内皮生长因子药物可以暂时地控制血管生长，但目前尚无针对新生血管膜的长期有作用的特效药物；

②激光：激光光凝可以封闭再生的血管，是治疗新生血管膜、预防严重视力丧失的有效方法；

③手术：当视网膜新生血管形成血管膜时，可通过手术方法切除新生血管膜，分离新生血管与脉络膜等。手术对一些疾病引起的新生血管膜的病情控制是有帮助的，但大多数情况下不能提高视力。

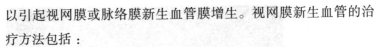

9. 眼球萎缩的征兆是什么？

眼球萎缩是因为眼球在胚胎发育时结构发育异常，或者后天的外伤等其他疾病严重破坏眼球的结构。除了先天性发育异常，后天可以造成眼球萎缩的疾病也很多，如严重的眼外伤导致眼球穿孔或破裂，眼内组织脱出，导致眼球萎缩；严重葡萄膜炎、长期的视网膜脱离未得到有效的治疗，或者青光眼绝对期眼压不能控制行睫状体冷冻治疗后，眼球组织功能破坏严重导致眼球萎缩。一旦发生眼球萎缩变小，说明眼球的结构出现无法恢复的严重损伤，即使眼球残留少许光感也不能复明。

眼球萎缩的征兆主要表现：

（1）眼压持续性降低，我们眼压正常值是 10～21mmHg，小于 10mmHg 就是低眼压，低眼压往往是睫状体房水分泌功能不良的表现。但要注意排除是否存在视网膜脱离、脉络膜脱离等原因引起的低眼压。

（2）眼球变小还可能伴有眼部混合充血等不适，以及角膜混浊、失用性斜视等。所以眼球萎缩早期常见的症状：眼球变软，眼压降低，屈光间质混浊，视功能进一步减退，直至完全失明。晚期的症状：眼球体积缩小，角膜变小并且伴有混浊，虹膜萎缩，瞳孔不规则缩小。

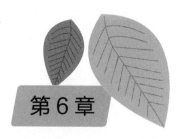

第 6 章

监测指标异常应就医

1. 治疗用药期间需要监测哪些指标?

绝大多数葡萄膜炎由免疫反应和免疫功能紊乱所引起,在治疗上通常需使用免疫抑制药,不同的免疫抑制药有不同的作用和机制,作用强度也不尽相同,每种药物的不良反应及毒性也不尽相同。免疫抑制药常见的不良反应有肝肾功能损害,甚或肝肾衰竭、骨髓抑制、股骨头坏死、继发性恶性肿瘤、胃肠穿孔、血糖升高、高血压、不育、神经及精神系统异常、恶心、呕吐、乏力等。一般在用药开始应 1~2 周复查肝肾功能、血常规、血糖、血压,以后随着病情稳定以及药量减少,可逐渐改为 2~4 周检查一次,以往长期应用或大剂量使用糖皮质激素治疗的患者应半年至 1 年进行股骨头拍片检查,以避免发生股骨头坏死。此外,对一些有特殊病史和全身病变者应进行相应的辅助检查或实验室检查。

2. 出现视力进一步下降要就医

葡萄膜炎是一种发生于葡萄膜、视网膜、视网膜血管和玻璃体的炎症,这种炎症会导致患者眼睛流泪、怕光、眼睛红肿、眼前有黑影,最后导致视力下降明显。葡萄膜炎还会导致眼角膜浑浊、青光眼、白内障、视网膜脱离等并发症,此外,如果治疗不及时或者治疗不正确都可能导致视力进一步下降。所以,在用药期间如果出现视力进一步下降,有可能是因为炎症的反复抑或并发症的出现,这时候我们还是建议患者及时复诊,让医生根据眼部及全身情况进行用药调整以及针对并发症进行治疗。

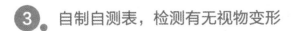

3. 自制自测表，检测有无视物变形

　　我们自己可以准备一张纸，一支笔，画一个如图所示的方格表，简单自测有无视物变形，表格使用方法如下：我们遮挡一眼，用另一只眼盯着中心的黑点（一般距离纸 30cm），观察周围的方格是否一样大小，有无线条变形，有无黑影遮挡。平时戴眼镜的人，需戴镜检查；有老花眼的人，要戴老花镜检查。查完一只眼后再查另一只眼。若出现黑影遮挡、方格大小不一，或者线条变形，说明黄斑出现问题，需要马上去眼科复诊（图6-1）。

阿姆斯勒方格表（AMSLER GRID）
一个简单的自我检查黄斑病变的方法

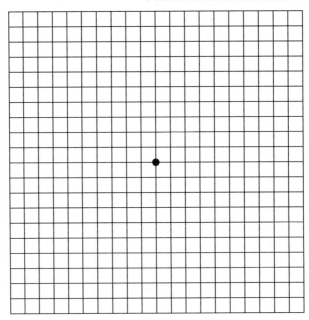

图 6-1　自测有无视物变形表

　　步骤：①把方格表放在视平线 30cm 之距离，光线要清晰及平均；②如有老视或近视人士，需佩戴原有眼镜进行测试；③用手盖着左眼，右眼凝视方格表中心黑点；④重复步骤①~③检查左眼。当凝视中心黑点时，发现方格表中心区出现空缺或曲线，就可能是眼底出现毛病的征兆，请尽快找眼科医生做详细检查

与葡萄膜炎的对话：来自专业医生的实践

4. 肝肾功能、血常规、血糖等指标异常怎么办？

葡萄膜炎在治疗上需使用免疫抑制药，不同的免疫抑制药有不同的作用和机制，作用的强弱也不尽相同，与此同时，每种药物的毒副反应也不尽相同，虽然我们是根据患者的具体情况制定出最合适的方案，但不管如何优化，如何个性化，再使用中药减少免疫抑制药的不良反应，在治疗过程中仍不可避免出现一些不良反应，比如肝肾功能损害或肝肾衰竭、高血糖、骨髓抑制等，可能会出现肝肾功能、血常规、血糖等指标异常，所以患者应遵医嘱在用药前后进行血压、肝肾功能、血糖、血常规等检查，如果在用药期间上述指标出现异常，应尽快就诊，调整用药剂量或停药，并到相应专科治疗。

5. 眼睛出现胀痛可以自行用药吗？

葡萄膜炎患者眼睛出现胀痛的原因有很多，比如干眼症（视疲劳或者泪膜的不稳定）等，角结膜病变（药源性上皮损伤，细菌、病毒、真菌的感染）、葡萄膜炎后期可以引起眼压升高导致继发性青光眼，除此之外，葡萄膜炎本身也可以引起眼球的疼痛。如果是因为干眼症，我们需要适当点用人工泪液；如果是感染引起的角结膜病变，我们则需要使用抗生素或抗病毒药物等抗感染治疗；如果是继发于葡萄膜炎的青光眼，我们需要点用降眼压的药物甚至青光眼手术干预；如果是药源性上皮损伤以及葡萄膜炎本身引起的疼痛，则需要重新调整用药。综上所述，导致眼睛胀痛的原因有很多，每种原因相应的处理方法各有不同，所以切不可自行用药，以免加重病情，一定要及时复诊并在医生的指导下进行对症治疗。

6. 服用激素后出现胃部不适及骨质疏松怎么办？

糖皮质激素可以引起骨质疏松以及胃肠道不良反应，喝酒、抽烟更是会加重糖皮质激素诱导的骨质疏松，所以，葡萄膜炎患者应该戒烟戒酒，特别是对年纪较大的患者更应注意，同时，适当补钙（1~1.5g/d）和维生素 D（400~800U/d）有助于预防骨质疏松的形成或延缓其发生，加强锻炼也有助于减轻骨质疏松。在应用糖皮质激素治疗后，患者多出现食欲亢进表现，但在长期用药特别是大剂量长期用药时，患者可出现食欲缺乏，甚至出现厌食、恶心等表现，而且糖皮质激素还可引起消化性溃疡（如胃、十二指肠溃疡）或使原有溃疡加重。因此，在用药期间需要服用保护胃黏膜的药物比如硫糖铝，生活中不宜饮酒，应给予高蛋白、高维生素膳食；避免使用水杨酸、解热镇痛药等药物，如果肠胃不好的患者可选择饭后用药；如果症状持续性加重，我们还是建议您到医院复诊，在医生的指导下进行药物的调整和肠胃功能的检查。

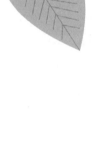

7. 停用激素后出现全身不适，该如何缓解？

停用激素后有可能会出现厌食、恶心、呕吐、体重减少、肌肉疼痛、关节疼痛、发热、周身乏力、倦怠、情绪低落等临床表现，或使原有的疾病复发，病情加重。这些不良反应主要是因为患者长期服用激素类药物后，在生理和心理上形成了对此类药物的依赖。怎样才能避免此种停药综合征的发生呢？如果正在服药期间则应按时服药，避免吃吃停停的情况，此外，如果要把它停下来，我们需要采用逐渐减量的方法使机体在摆脱对药物作用的依赖方面逐步自我调节。如果您停用激素后已经出现上述的不适或者病情复发，我们还是建议您及时复诊让医生为您进行心理调节以及药物的调整。

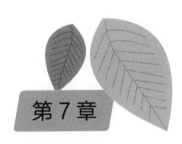

第 7 章

疾病预后及康复

1. 葡萄膜炎能完全治愈吗?

葡萄膜炎是我国常见且重要的致盲性眼病,治疗十分棘手。因此,部分患者将其视为"不死的癌症",认为自己永远也好不了,早晚都会瞎,从而背上了沉重的精神负担。总的来说,葡萄膜炎是否可以完全治愈的,其预后主要与葡萄膜炎的类型相关,例如一些感染性的葡萄膜炎,如细菌、病毒、寄生虫所引发的葡萄膜炎,通过手术或者药物干预基本上可以临床治愈、不再复发,而某些自身免疫性因素所引起的葡萄膜炎如白塞氏病则相对难以治愈。尽管葡萄膜炎病因复杂,治疗困难,但若早期诊断、规范治疗,使得眼内炎症得以及时控制,大多数葡萄膜炎患者的视力可以恢复到与正常人相差无几。而对于那些已经发展为慢性迁延不愈的葡萄膜炎患者,常常出现并发性白内障、继发性青光眼、严重玻璃体混浊等并发症,此时在医生科学的指导下通过手术干预也能获得不错的疗效和视力。

2. 为什么葡萄膜炎积极治疗后还是会失明?

截至目前,葡萄膜炎的病因和发病机制尚未完全阐明,已知的葡萄膜炎类型多达一百多种,常见的类型就有几十种。总的来说,累及眼前段的葡萄膜炎预后较好,而累及视网膜、视神经的后葡萄膜炎和全葡萄膜炎预后就相对较差。对葡萄膜炎而言,大多数类型的治疗效果是理想的。例如,常见的强直性脊柱炎伴发的急性前葡萄膜炎、Vogt-小柳原田综合征以及部分的感染性葡萄膜炎,如果诊断及时、治疗规范,完全可以达到临床治愈的目标。Fuchs综合征在临床上也较常见,尽管它能造成并发性白内障、继发性青光眼等并发症,但通过手术治疗,患者往往也能获得理想的视力。然而,有部分类型的葡萄膜炎是难治性的,例如儿童葡萄膜炎、白塞氏病伴发的葡萄膜炎等。此外,还有一些未得到及时、足量治疗而反复发作的葡萄膜炎,或者眼外伤、内眼手术后出现的特殊类型葡萄膜炎如交感性眼炎等，它们正是造成盲目的主要原因。尽管这些特殊类型的葡萄膜炎相对治疗困难，但正确规范的治疗往往可以最大限度地减少炎症复发和其带来的视功能损害，大多数患者还是能够保留较好视力。

3. 葡萄膜炎引起的视力下降，还能恢复吗？

葡萄膜炎在我国是导致盲目的重要原因。葡萄膜炎所致的盲目分为两种，一种是可逆的，一种是不可逆的，这主要还是与葡萄膜炎的类型紧密相关。总的来说，累及眼前段（虹膜、睫状体）的葡萄膜炎预后较好，而累及眼后段（视网膜、视神经）的后葡萄膜炎和全葡萄膜炎预后就相对较差。对于累及眼后段的葡萄膜炎往往因为造成眼内组织的破坏以及正常解剖结构的破坏，从而很大程度地引起视网膜、视神经组织的损伤，这些伤害往往难以彻底恢复，因此都是不可逆的损害。此外，葡萄膜炎中有相当部分类型是反复发作的慢性迁延性葡萄膜炎，尤其是与强直性脊柱炎等自身免疫性因素紧密相关的类型，这些类型若不及时、足量、规范的治疗，一旦从初发转为慢性，可能需要长期用药，否则会引起炎症迁延不愈，直至完全失明甚至眼球萎缩。倘若葡萄膜炎患者能按照医生的建议，给予及时、正确的治疗，病情往往可以控制理想，视力得以完全或者部分恢复，大多数患者仍然可以像正常人一样生活、工作。

4. 葡萄膜炎治疗效果不佳的时候该怎么办？

葡萄膜炎治疗的传统药物，例如激素、免疫抑制药等，某种程度上可以说是杀敌一千自损八百，有比较明显的毒副反应。这就需要我们来权衡利弊，根据葡萄膜炎类型和患者身体状况，制订和选择最适合的治疗方案，对用药全程进行严格监控、适时调整，以减少和避免药物毒副反应对患者的影响。除传统治

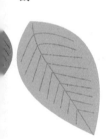

疗药物外，近年来兴起的生物制剂也是治疗顽固性葡萄膜炎的选择。与传统药物相比，生物制剂在安全性和有效性方面具备比较显著的优势，但也并非对每一个患者都有理想的效果，因此在使用生物制剂的同时，眼科医生往往会酌情加用其他一些传统药物辅助治疗，但限制生物制剂临床应用的主要原因是其价格昂贵。此外，当治疗效果不佳的时候，部分患者往往心情急迫，恨不得立马就治好，须知"病来如山倒，病去如抽丝"的道理。实际上，葡萄膜炎尤其是后葡萄膜炎、全葡萄膜炎的疗程往往都是以"年"为单位，正如毛主席《论持久战》所说的，需要做好长期抗战的心理准备，静下心来和病魔做斗争。患者应调整心态，坚定信心，定期随访，尽力配合医生的诊疗。

5. 眼内炎症消退后是否需要继续药物治疗？

葡萄膜炎的疗程和治疗方案与葡萄膜炎的类型紧密相关。一般来说，不伴自身免疫性因素的特发性前葡萄膜炎相对不易复发，大多数可以实现减药和停药。而存在自身免疫性因素的葡萄膜炎类型则容易反复发作、迁延不愈。因此，对这一类型的葡萄膜炎则需要在医生的指导下，在较长时间内，合理规范地进行药物治疗。通常情况下，针对这些慢性迁延性的葡萄膜炎类型，疗程往往都是以"年"为单位，需要做好长期用药的心理准备。此外，炎症消退后还可能因为预期治疗方案的调整而重新用药。例如，存在并发性白内障的 Fuchs 综合征患者，为提高视力常常需要进行白内障手术。尽管患者病情稳定，眼前段没有明显的炎症，但为了避免手术所带来的炎性刺激，往往也会在围术期重新给予抗炎药物治疗以减少病情复发的概率。

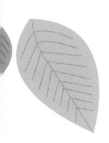

6. 葡萄膜炎的复发与气候变化有无关系？

　　葡萄膜炎病因复杂，种类繁多，截至目前它的发病机制尚未完全阐明。现有研究报道表明，葡萄膜炎的发生可能与种族、地理环境和气候有关系，这当中气候变化在葡萄膜炎复发因素中占 5%～10%。科学家推测，这可能是气候变化导致了某些特殊类型的自身免疫性疾病发生和（或）加重，从而诱发了葡萄膜炎。例如，老百姓耳熟能详的风湿性关节炎就容易在潮湿寒冷的环境中诱发及加重，从而引起相应类型的葡萄膜炎发生。但截至目前，国内外针对葡萄膜炎的流行病学调查尚未对单一气候因素进行独立分析研究，"气候所致的葡萄膜炎复发"很可能有相当部分同时合并有地域、生活习惯甚至精神情志的改变因素。实际上，根据现有研究成果，葡萄膜炎的复发主要还是与葡萄膜炎的类型、患者的个体遗传背景以及不规律的治疗有关系。因此，对于那些异地求学、工作，不得不面临气候变化的葡萄膜炎患者而言，完全不必恐慌。

7. 患了葡萄膜炎后需不需要服用保健品
和营养品增强体质？

　　保健食品是指有特定保健功能，适宜特定人群食用，具有调节机体功能，不以治疗疾病为目的的食品。也就是说，即使根据自身身体状况选择对了产品，保健品也不能取代药物的治疗作用。另外，当今保健品市场鱼龙混杂，很多保健品实际上并不具备广告所说的功效，使用后甚至会产生严重的不良反应。葡萄膜炎大都是由于体内免疫系统功能紊乱，在各种致病因子侵袭下才诱导发病，并非通常老百姓所认为的免疫力低下。我们采用激素和免疫抑制药治疗就是为了抑制体内过度的免疫反应，因此，原则上葡萄膜炎患者没有必要服用保健品或营养品。巨大的心理压力会导致人体免疫系统功能紊乱，学会调整情绪、对疾病持有乐观态度，保持健康的生活方式，保证高质量的睡眠，有助于机体维持在一个最佳状态。平时规律工作和生活，忌烟酒，注意饮食均衡，合理搭配各种营养成分，如蛋白质、脂肪、维生素、矿物质等，加上适当的身体锻炼，即可达到增强体质的目的。

8. 葡萄膜炎患者能进行体力活动吗？

葡萄膜炎患者可以进行体力活动。但在疾病的不同时期，应根据病情的轻重程度，选择适当的运动类型、活动强度和持续时间。

日常生活中的体力活动包括工作、家务、体育运动、娱乐活动等。在葡萄膜炎急性期，应避免剧烈运动或强体力劳动。如果没有伴随全身不适症状，可以继续从事轻体力工种的工作，但注意少用眼。日常家务劳动可以做一点，以不觉得劳累为度。适当的体育锻炼有助于增强体质，利于炎症控制，以饭后散步、慢跑等慢节奏活动为宜。注意规律作息，保证休息和睡眠时间，不必要的娱乐活动尽量不参加。

葡萄膜炎是一类慢性、反复发作性疾病，大多发生于工作年龄的青壮年。患者要重视疾病的存在，同时也要保持乐观、平淡的心态，积极对待生活。在葡萄膜炎慢性期和静止期，坚持药物治疗的同时，正常工作和起居，保持健康的生活方式，多做有氧运动锻炼身体，增强体质，避免感冒，防止葡萄膜炎复发。

9. 葡萄膜炎患者可以长时间看书读报和看手机吗？

葡萄膜炎患者最好不要持续长时间看书读报。因为读书看报等近距离工作需要动用眼睛的调节能力，长时间用眼，眼睛周围的肌肉使用过度、调节能力下降，会引起眼胀、眼痛、视物模糊等眼疲劳症状。而葡萄膜炎患者，很多需要长期点阿托品、复方托吡卡胺等眼液散瞳，这类眼液具有麻痹睫状肌的作用，从而降低眼睛的调节力，使看近物困难，长时间读书看报无异于雪上加霜。

有研究显示，人们通过手机长时间阅读信息或上网时，由于眼睛聚焦手机屏幕上的图文，会比读书看报更费劲，因而更容易引起眼睛疲劳症状。此外，屏幕亮度高及不断变换的光影会对眼睛造成持续的刺激，导致刺痛、流泪、畏光等不适。葡萄膜炎患者由于炎症不同程度地损伤了视功能，长时间看手机更易出现不适症状，且不利于炎症控制。

所以，葡萄膜炎患者应注意用眼卫生，尽量减少精细用眼的时间。看书读报控制时长，最好看十来分钟、半小时休息一下，能从纸媒获取的信息，尽量不要用手机。炎症急性期少用眼，多休息，以利于炎症控制。

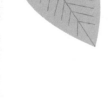

10. 为什么感冒后容易复发葡萄膜炎？

感冒是常见的急性呼吸道感染性疾病，主要由病毒感染引起。多在气候变化、受凉、过度劳累或精神紧张时引发，此时，正是机体免疫力低下的时候。入侵病毒可以直接侵犯，或者激活体内潜伏的病毒侵犯葡萄膜、视网膜或玻璃体，从而引起感染性葡萄膜炎。有的病毒与葡萄膜或视网膜组织有相似的抗原成分，它引起的免疫应答也可以对眼组织中的抗原发生反应，从而引起非感染性葡萄膜炎。

另外，目前尚无特效抗病毒药物。感冒发生后，人体只能通过自身免疫系统清除入侵的病毒，体液免疫反应和细胞免疫系统均参与其中。这也打破了葡萄膜炎患者原本的免疫平衡状态，导致机体对具有致葡萄膜炎活性的自身抗原产生免疫应答，从而引起葡萄膜炎复发。

葡萄膜炎病因非常复杂，发病机制尚不明确，上述机制也只是推测。总而言之，葡萄膜炎患者平时应作息规律，劳逸结合，饮食均衡，注意增强体质、避免感冒。如不小心患上感冒后应多休息，不要剧烈运动，少去公共场所，同时还应清淡饮食，多喝白开水，多吃新鲜蔬菜水果，少吃煎炒油炸等油腻辛辣味重的食物。

11. 葡萄膜炎患者如果计划怀孕应该注意什么问题？

葡萄膜炎患者通常需长期服用一种或多种免疫抑制药进行治疗。其中，环磷酰胺可致女性月经紊乱和闭经，可致男性精子减少或无精子，从而导致生殖能力低下或丧失。常用药物中，苯丁酸氮芥、雷公藤及秋水仙碱对生育功能也有不同程度的影响。因此，如果有妊娠计划，患者应及时告知主治医生，避免使用对生殖能力有损害的免疫抑制药，或者在不影响控制炎症的前提下，用其他免疫抑制药替代治疗。另外，麦考酚酸酯有致畸作用，受孕前应至少停药 6 周。也有学者报道，男性患者在使用麦考酚酸酯期间其配偶分娩的婴儿不伴先天畸形。

建议葡萄膜炎患者坚持规范的激素和免疫抑制药治疗，在炎症静止期再开始备孕事宜。因为此时患者的免疫系统相对正常，泼尼松和免疫抑制药的用量也很小，妊娠是安全的，也减少了因葡萄膜炎复发，在治疗眼疾和保胎之间纠结的概率。我们有很多控制好葡萄膜炎后生下健康宝宝的病例。

12. 如何对葡萄膜炎患者进行术后护眼？

葡萄膜炎患者手术后首先要严格遵照医嘱用药，包括点眼液和口服药。要记住典必殊、百力特、氟美童等激素类眼药水的点眼频次、时长和减量方法；点眼液前要洗手，点眼药时注意瓶口不要触碰到眼球表面或眼睑皮肤，以免擦伤角膜或污染眼药水。康复过程中定期复诊，如果出现眼痛、头痛或异常不适症状，应及时找医生复查。

术后避免剧烈咳嗽、用力排便，不得用力挤揉眼睛，避免压迫或碰撞眼球。在洗头、洗脸时，要紧闭双眼，防止洗发液、洗脸水进到眼内，特别是眼内注药、白内障、青光眼、玻璃体视网膜手术等做内眼手术的患者，万一有异常液体弄到眼睛里，立即用手头的消炎类眼药水大量点眼将其冲洗出来。

饮食上不要吃辛辣刺激性食物，保证每天摄入充足的维生素和蛋白质以利伤口愈合，多吃新鲜蔬菜水果保持大便通畅。术后可以进行适当的活动如慢走、散步等，但要避免剧烈运动，防止切口开裂或出血。

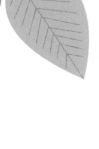

13. 如何对葡萄膜炎患者进行心理护理？

葡萄膜炎是一种慢性的、复发性眼科疾病，是常见致盲性眼病的一种，对患者的身心健康和心理健康都造成了极大的打击，部分患者会出现紧张、焦虑的情绪，甚至抑郁。对于葡萄膜炎患者的心理护理，首先应注意维护良好的生活环境，房间内适宜的温度、湿度、光线强度可提高患者的舒适度。其次应对于有心理障碍的患者做好心理疏导，应尽量帮助患者了解和认识疾病，提高患者的眼部健康保护意识。对于长期使用激素的患者，应帮助患者明确药物的用法、用量以及遵医嘱的重要性，避免盲目增减药量。

14. 葡萄膜炎患者能吸烟和饮酒吗？

葡萄膜炎的患者不建议吸烟和饮酒，因为烟酒过量不仅可以影响患者的免疫功能，使治疗后趋于稳定的免疫状态再次发生紊乱，还可能对药物的安全性和疗效带来不良影响，进而造成葡萄膜炎复发风险升高。

15. 葡萄膜炎患者饮食需要注意什么?

　　建议口服糖皮质激素或者免疫制剂超过 1 个月的患者多喝牛奶,因为糖皮质激素可引起钙质流失、骨质疏松;使用环磷酰胺等免疫制剂治疗的患者一定要大量饮水。治疗期间,应忌食辛辣、刺激、生冷、油腻和不易消化制品,如辣椒、香烟、烈酒、生食、冷荤及含大量动物脂肪的食品。

16. 青光眼术后是否需要长期随访?
眼压还会升高吗?

　　青光眼是第一位的不可逆的致盲性眼病,是一种终身性疾病,一旦确诊青光眼无论是否手术治疗,均应长期随访。由于情绪的波动、身体免疫力的下降等原因均可能引起眼压的波动,或者手术后眼压处于正常范围,但并没有达到不引起视神经损害的目标。眼压上升等原因可导致青光眼患者视功能进一步受损,而这种视功能的损伤往往是患者自己无法察觉的,因此,长期规律随访是必要的。青光眼手术的效果因人而异,很多患者并不能保证一劳永逸,术后眼压升高也是非常常见的情况,部分患者术后仍需要继续使用药物。

17. 葡萄膜炎患者如何做好自我保健?

　　首先应及时治疗,一旦出现眼红、眼痛、视力下降等症状,应及时就诊,切勿自行调整用药,避免加重病情;生活中应格外小心防止摔倒,葡萄膜炎患者视力较差,生活中动作幅度避免过大,防止摔倒;要做好情绪的调整,保持愉快的心情,避免焦虑、紧张,有利于病情的康复,防止复发。

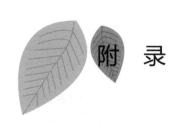

附 录

葡萄膜炎的病因和类型多达 100 余种，我国常见的类型有数十种之多。目前葡萄膜炎在致盲眼病中占第 4~7 位。

鉴于目前中国葡萄膜炎疾病知晓率、诊断率、治疗率都还非常低的现状，积极开展健康科普教育、向公众普及葡萄膜炎相关眼病知识、正确指导广大葡萄膜炎患者及时和规范就医刻不容缓。为此，由中华医学会眼科学分会副主任委员牵头，组织国内葡萄膜炎疾病诊治方面的专家编写本书——《与葡萄膜炎的对话：来自专业医生的实践》。

本书在介绍葡萄膜炎疾病的科普防治知识的同时，也介绍了30 余位葡萄膜炎医学专家，希望广大中国葡萄膜炎患者及家属能在第一时间找到相关的眼科医生进行救治，少走弯路、不走弯路，及时规范接受葡萄膜炎的诊治，能清清楚楚地问诊就医，从而改善我国广大葡萄膜炎患者的视力预后。

希望本书的出版能为广大葡萄膜炎患者就医提供帮助。

扫码获得
更多专家资源